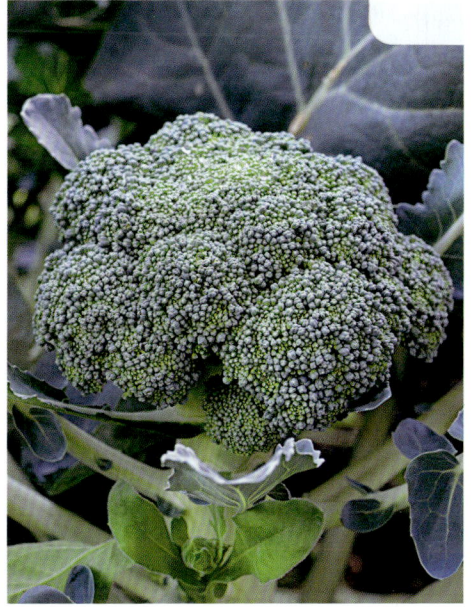

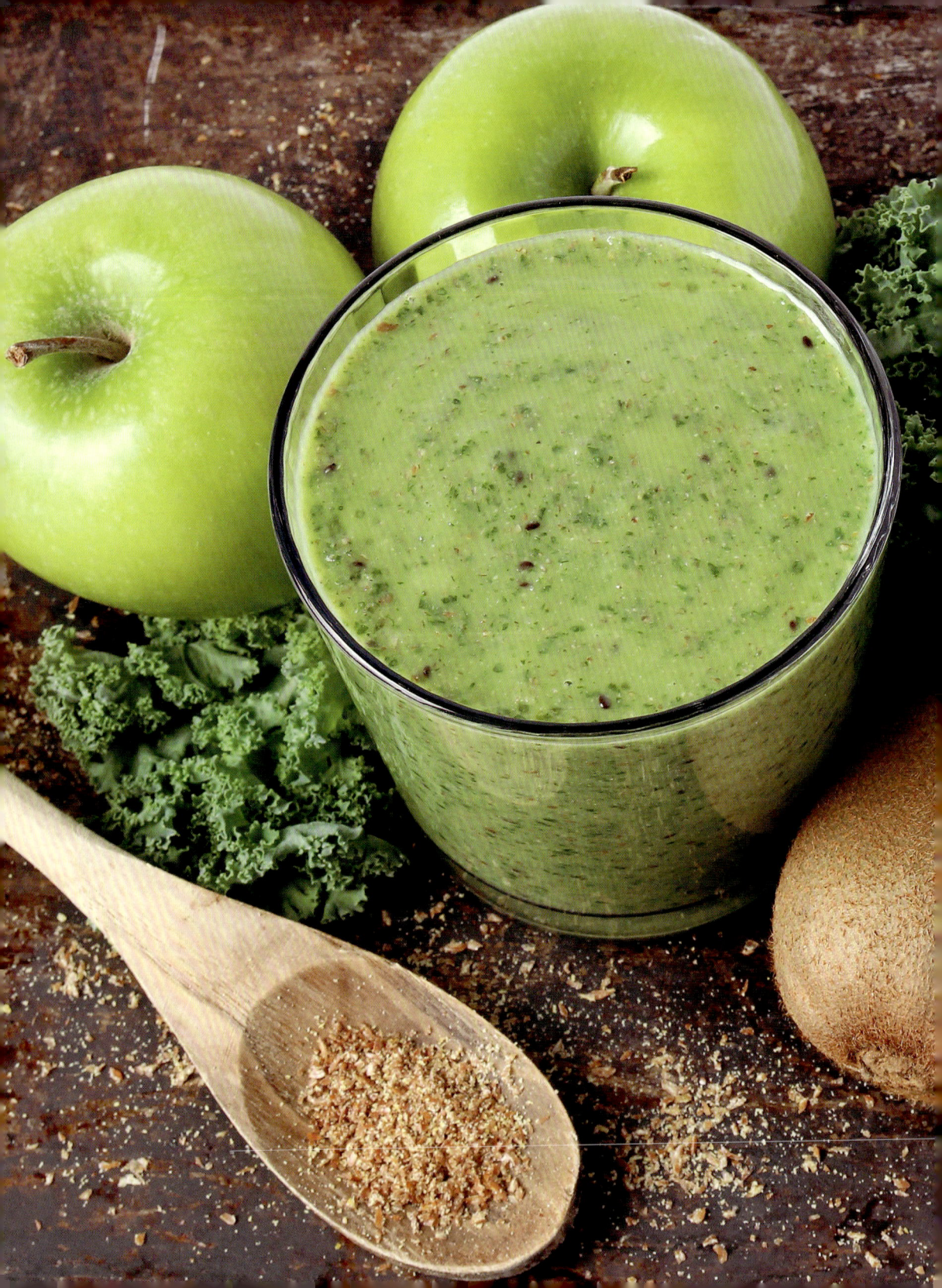

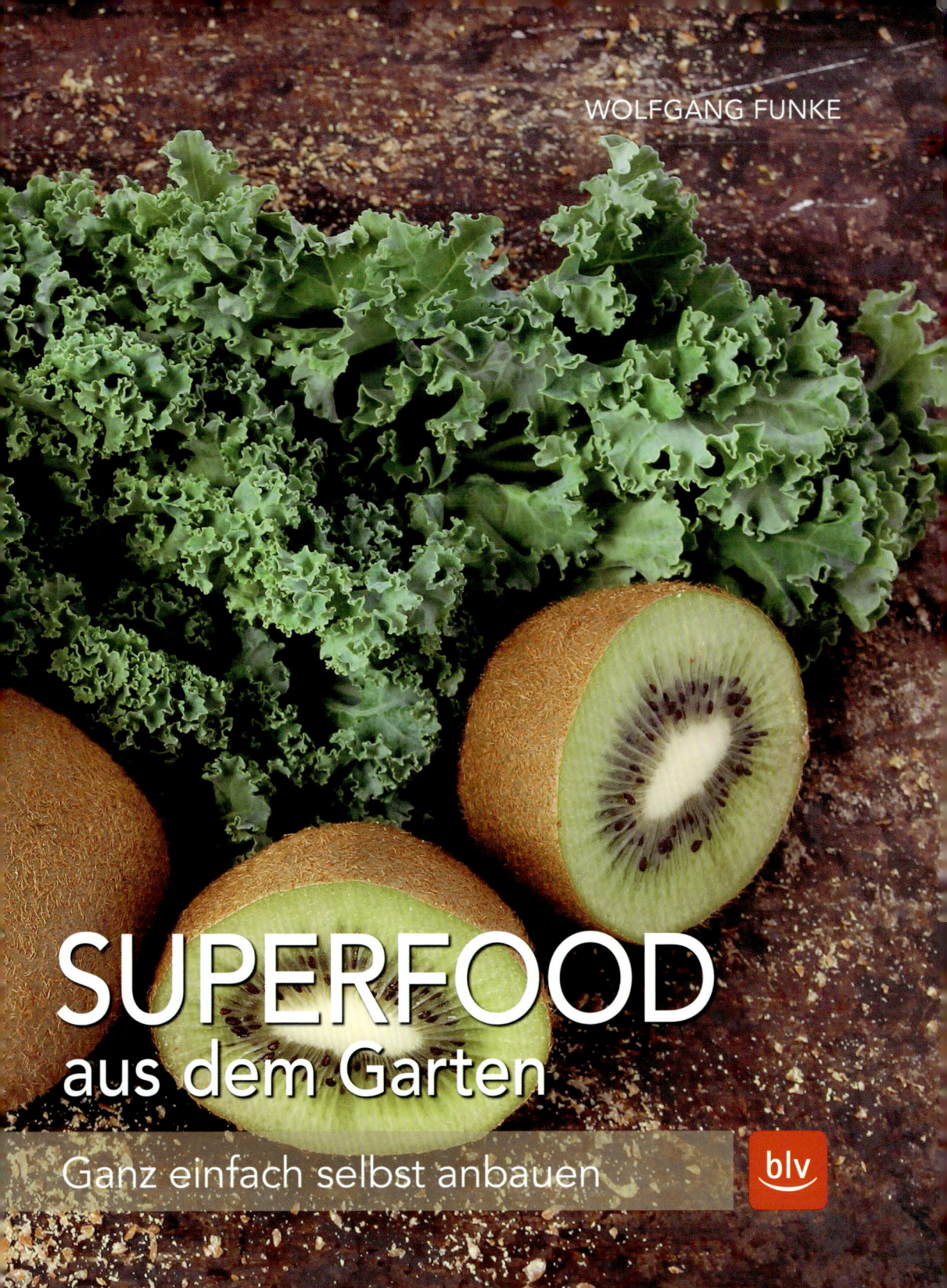

WOLFGANG FUNKE

# SUPERFOOD
## aus dem Garten

Ganz einfach selbst anbauen

**blv**

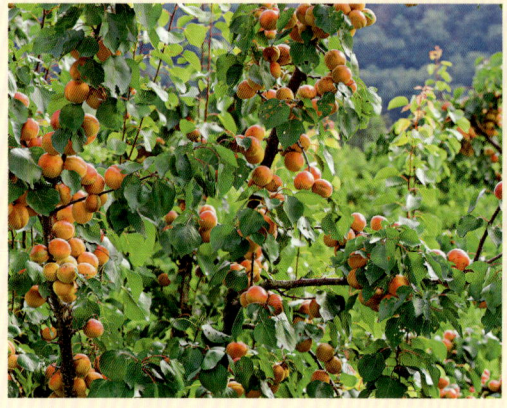
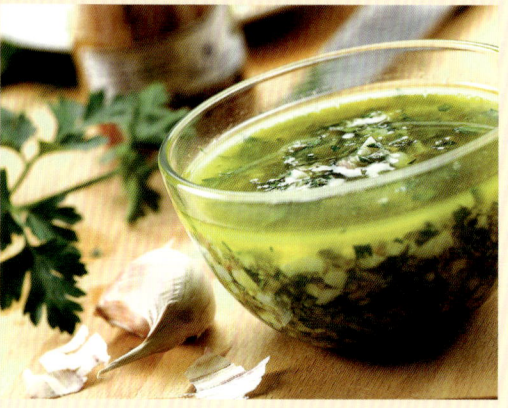

# Was Sie in diesem Buch finden

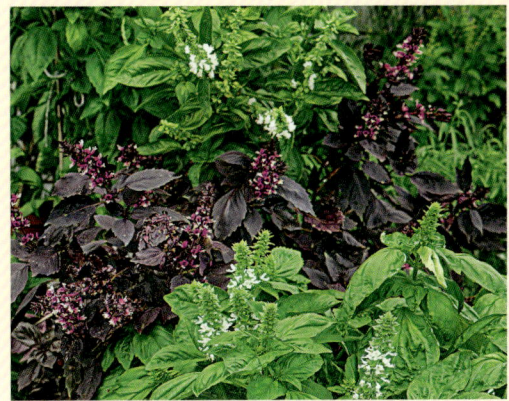 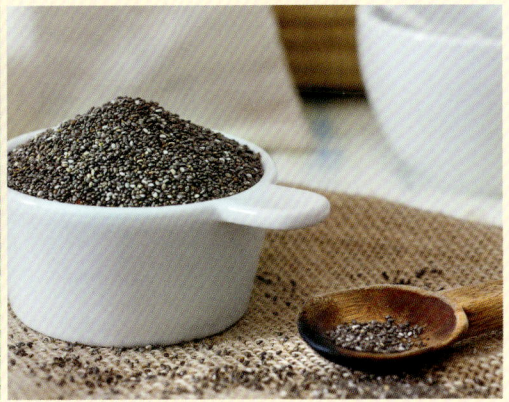

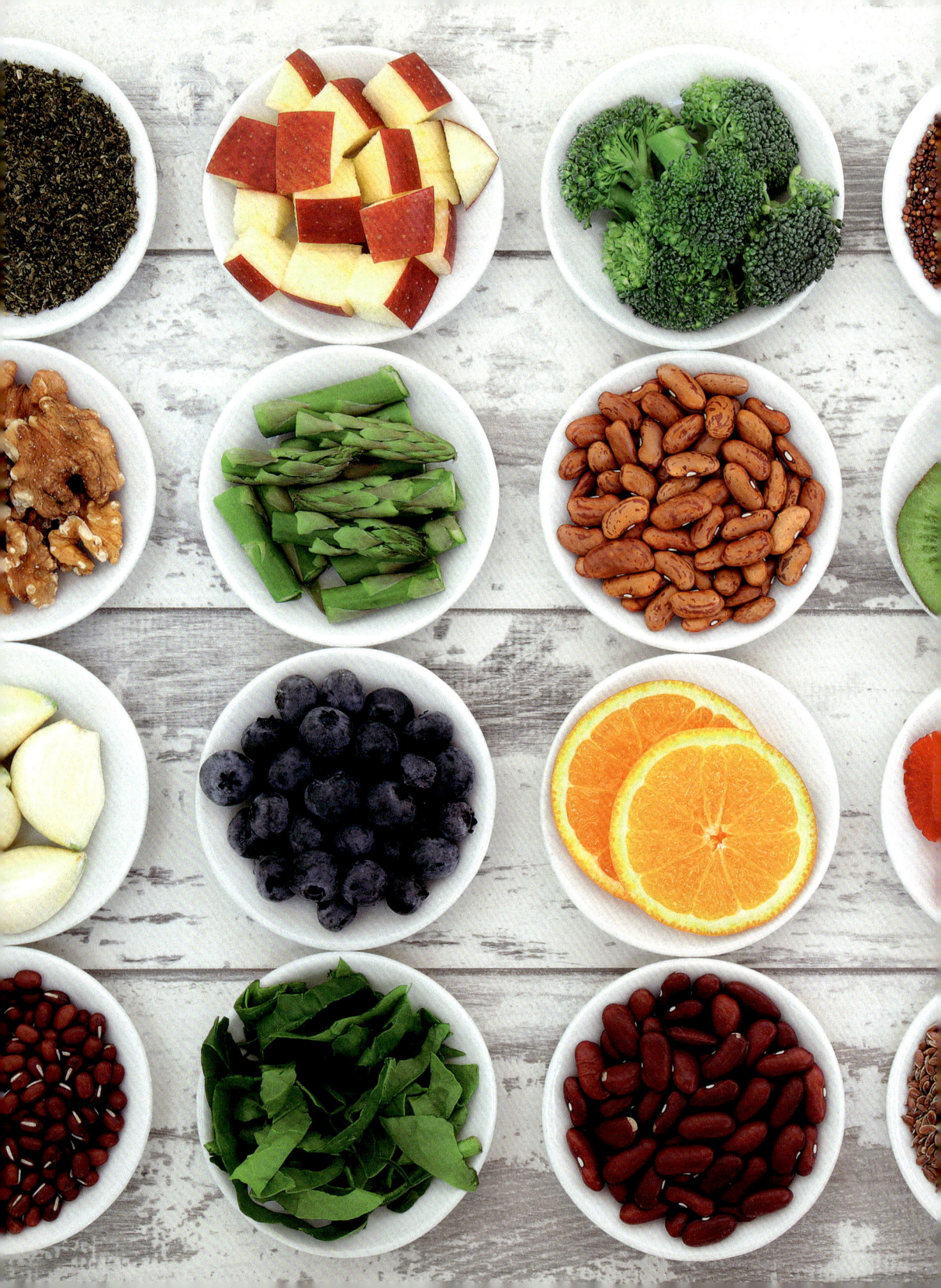

# Superfood aus dem eigenen Garten!

Was ist eigentlich Superfood? Nun, die Antwort ist einfach: vieles, das uns schon lange vertraut ist, manches aus fernen Ländern und gar einiges, von dem wir es nie gedacht hätten. Allen ist aber eines gemeinsam – echtes Superfood liefert deutlich mehr Wirk-, Mineral- und Vitalstoffe als andere Lebensmittel.

Superfoods haben insgesamt einen stärkenden und vitalisierenden Einfluss auf den Organismus, sind aber keine Medikamente. Das bedeutet auch, dass es nicht genügt, nun nur noch Superfood zu essen, um nie krank zu werden. Eine vernünftige Lebensweise mit viel Bewegung, richtiger Ernährung und ausreichend Schlaf sowie frischer Luft lässt sich nicht durch das Knabbern von Walnüssen ersetzen, nur weil diese so gesund sind. In keinem Fall kann man als Liebhaber von Fettigem, Süßem, Alkohol, Nikotin, viel rotem Fleisch und noch mehr Fastfood sein Gesundheitsgewissen mit einem Gläschen Beerensaft reinwaschen.

Superfoods helfen uns aber gesund zu bleiben. Die meisten enthalten reichlich Vitamine und Mineralstoffe, dazu Antioxidantien, welche die Zellen schützen. Andere sind entzündungshemmend und helfen dem Körper dabei, Giftstoffe auszuscheiden. Und damit packen sie die Wurzel des Übels, da viele Krankheiten einhergehen mit chronischen Entzündungsprozessen, oxidativem Stress durch freie Radikale, einem geschwächten Immunsystem und der verminderten Fähigkeit des Körpers, Giftstoffe auszuleiten. Vitamine, Mineralstoffe sowie sekundäre

Pflanzenstoffe in einzigartiger, hochwirksamer Kombination sind der Grund für das große Wirkungsspektrum von Superfood. Und die Hilfe gibt es ganz ohne Nebenwirkungen und hochkonzentriert. Wo? Genau: in Superfood!

Superfood ist das i-Tüpfelchen für alle, die sich bewusst ernähren. Für diejenigen, die die Schwachstellen ihres Organismus kennen und wissen, wie entscheidend unsere Ernährung für die Gesunderhaltung ist. Aber auch für all diejenigen, denen irgendwie bewusst geworden ist, wie es um unsere industriell hergestellten Lebensmittel bestellt ist, die uns als vollwertig und gesund verkauft werden.

Auch das beste Superfood taugt nichts, wenn es aus industrieller Massenproduktion stammt, bei der eine steigende Nachfrage möglichst schnell bedient wird. Leider krankt unsere Zeit immer mehr daran, dass aufkommende Trends sofort aufgegriffen und ganze Märkte im Handumdrehen aus dem Boden gestampft werden. Ein sich selbst verstärkender Effekt. Je mehr auf dem Markt, umso mehr Leute reden darüber und umso größer wird die Nachfrage. Bis zu dem Moment, an dem sich alle fragen, woher plötzlich diese gigantischen Mengen an biologisch produzierten Lebensmitteln kommen. Aber das ist ein anderes Thema. Auch Superfood sollte möglichst naturbelassen sein und aus biologischem Anbau stammen. Im Idealfall aus dem eigenen Garten. Und etliche Superfoods wie Brennnesseln, Löwenzahn oder Äpfel wachsen sogar direkt vor der eigenen Haustüre.

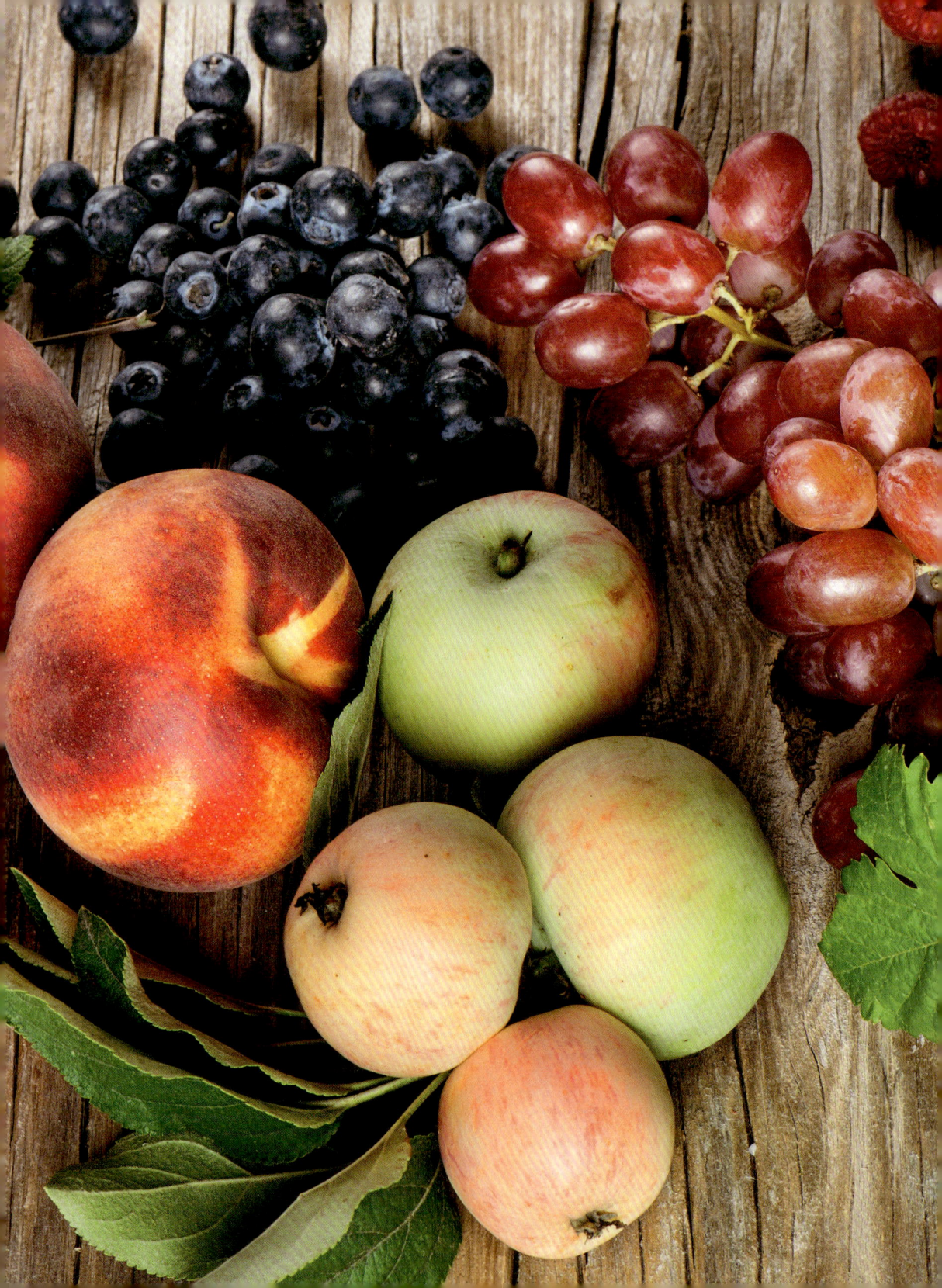

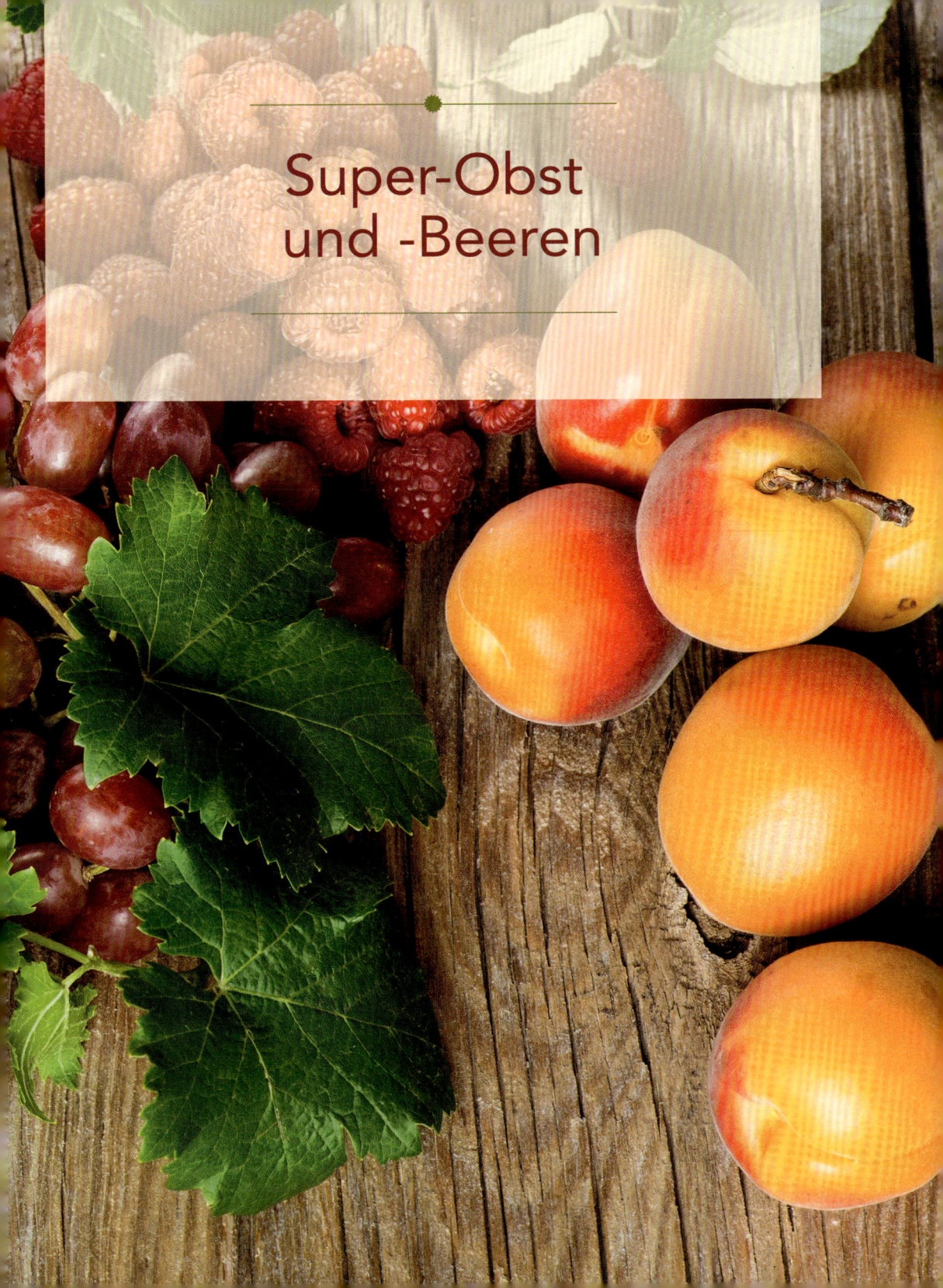

# Super-Obst und -Beeren

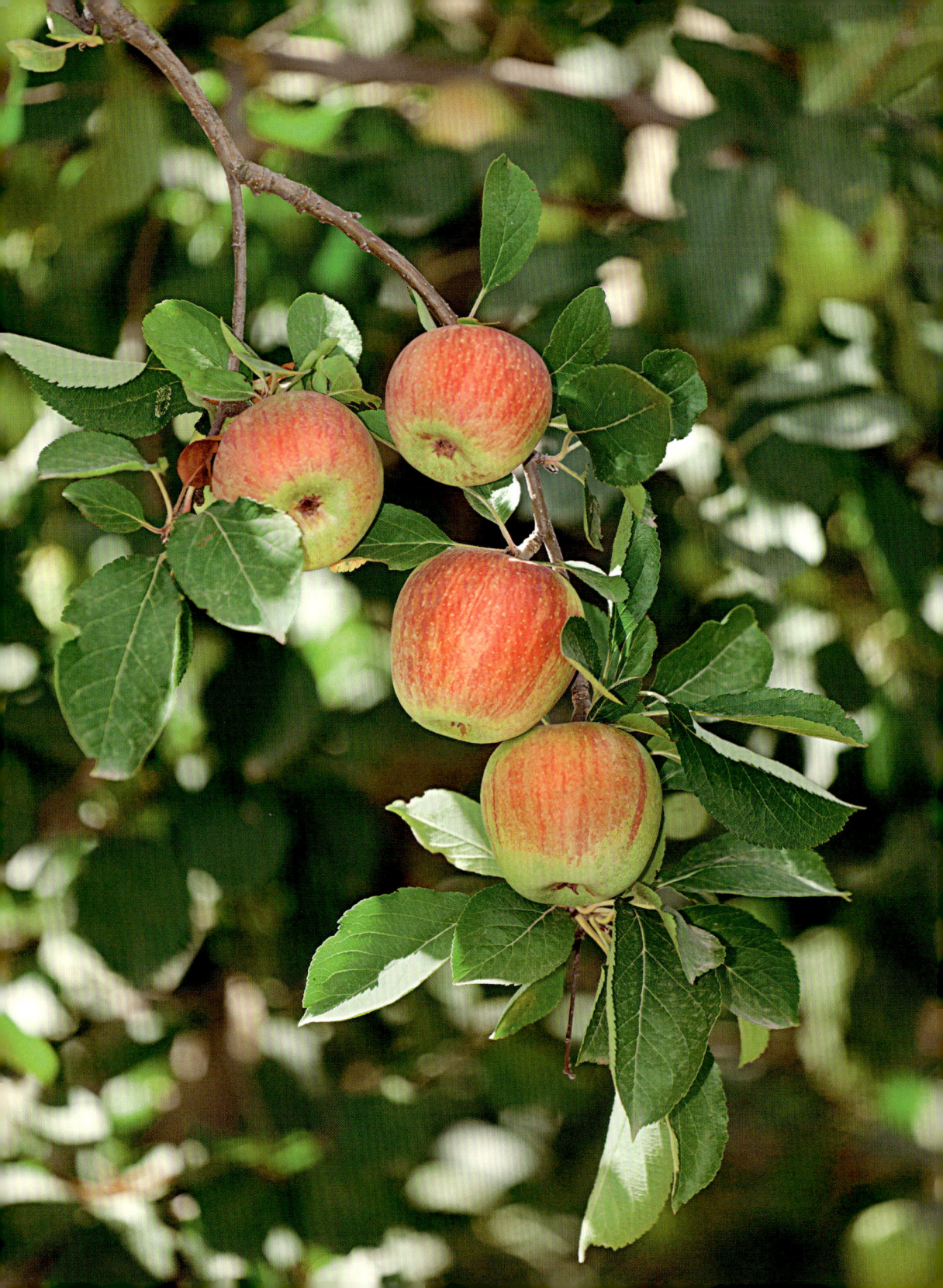

# Apfel

Wie heißt es doch so schön: »An apple a day, keeps the doctor away.« Und in der Tat: Äpfel bieten ein breites Spektrum an Vitaminen, Mineralien und Ballaststoffen, die wir für unser Wohlbefinden brauchen. Und ganz nebenbei sättigen sie uns auch noch mit wertvollen Kohlenhydraten und Proteinen – der ideale und zudem handliche Snack für Zwischendurch. Fastfood für Gesundheitsbewusste!

## Äpfel im Garten

Von dieser wichtigen Obstart gibt es weltweit Tausende von Kultursorten. Viele alte Sorten des Apfels (*Malus domestica*) gerieten in Vergessenheit, obwohl sie zum Teil perfekt an regionale Klima- und Umweltbedingungen angepasst sind. Besonders in rauen Lagen lohnt es sich, nach alten Regionalsorten Ausschau zu halten. In von Spätfrost gefährdeten Regionen sind spät blühende Sorten zu bevorzugen. Es gibt auch etliche moderne Sorten, die speziell für Hausgärten gezüchtet wurden. Darunter auch Säulen- und Zwergformen für Balkon und Terrasse, die trotz ihrer geringen Größe einen erstaunlichen Ertrag liefern.

Der ideale Standort für einen Apfelbaum ist sonnig bis halbschattig, der Boden tiefgründig, humos, gut durchlässig und leicht sauer bis neutral (pH-Wert 6,5–7,5). Apfelbäume gedeihen auch in Ost- und Westlagen. Selbst Nordlagen nehmen manche robuste Sorten hin.

Ein regelmäßiger Erhaltungs- und Verjüngungsschnitt fördert die Entwicklung schöner Kronen. Er erfolgt an frostfreien Tagen im Winterhalbjahr. Spindel-, Kordon- und Spalieräpfel brauchen zudem einen Sommerschnitt, damit sie nicht aus der Form geraten. Der Schnitt von Apfelbäumen ist weniger kompliziert als angenommen, da die Bäume von Natur aus mehr oder weniger lichte Kronen und einen durchgehenden Mitteltrieb entwickeln. Sollten Sie unsicher sein, konsultieren Sie einen Spezialisten oder informieren sich in der einschlägigen Ratgeberliteratur.

**Sorten:** Manche Apfelsorten eignen sich vor allem zum Frischverzehr, andere Sorten sind gut lagerfähig oder werden zum Kochen und Backen oder als Mostapfel verwendet. Durch eine geschickte Sortenwahl kann man rund sechs Monate im Jahr frische Äpfel genießen, denn manche Lagersorten wie 'Elstar', 'Rheinischer

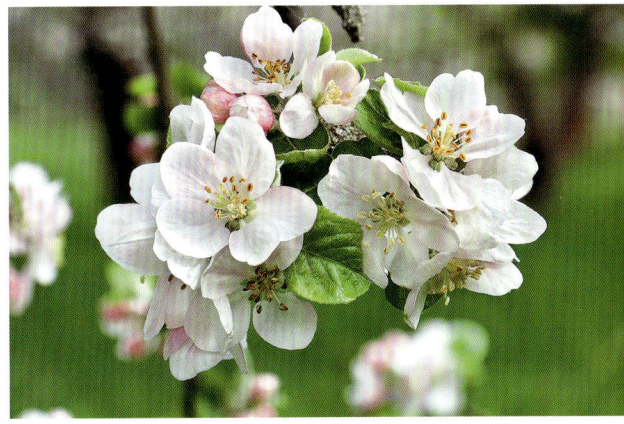

● Achten Sie bei der Wahl von Apfelsorten für Ihren Garten auf die Blütezeit, um Frostschäden zu vermeiden.

Bohnapfel' oder 'Ontario' halten sich bei sachgerechter Aufbewahrung bis ins Frühjahr hinein. Wichtig: Nicht alle Sorten sind selbstfruchtbar. Damit zuverlässige Erträge erzielt werden, müssen Sie geeignete Befruchtersorten mit derselben Blütezeit pflanzen – Hilfe bei der Sortenwahl gibt jede Baumschule. Wer sich gar nicht entscheiden kann: Es gibt auch Mehrsortenbäume, bei ihnen wurden auf einer Unterlage gleich mehrere Sorten veredelt. Hilfreich bei der Sortenwahl: Probieren Sie erst einen reifen Apfel, bevor Sie einen Baum der Sorte pflanzen.

## Ernten & verwenden

Erntezeit für Äpfel ist – je nach Sorte – von Juli bis Oktober. Man pflückt sie, sobald die ersten vom Baum fallen. Am besten prüft man die Pflückreife, indem man einen Apfel mit der Hand umfasst und vorsichtig dreht. Beim reifen Apfel löst sich der Fruchtstiel leicht vom Zweig. Auf keinen Fall darf der Stiel abreißen und am

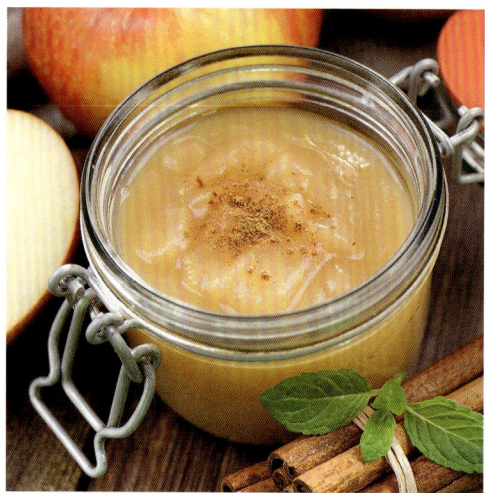

✿ Apfelmus ist der Klassiker aus Omas Küche und eine genial einfache Methode zur Konservierung von Äpfeln.

Zweig bleiben: Der so vom Baum gerissene Apfel ist noch unreif und hält sich nicht im Lager.

**Verwenden:** Frisch verarbeitet sind Äpfel am gesündesten – ob als Snack zwischendurch, als frisch gepresster Apfelsaft, in Obstsalat oder in Salaten kombiniert mit Chicorée, Möhren, Feldsalat und anderen. In der Küche lieben wir Äpfel als Kompott, in Pfannkuchen, im Auflauf und in jeder Form gebacken und geschmort, beispielsweise mit Blut- und Leberwurst oder Speck. Apfel kann aber auch pikant sein, zum Beispiel mit Meerrettich oder als Chutney. Dutzende Apfelkuchenvarianten und regionale Spezialitäten runden das Spektrum ab. Und wer es lieber flüssig mag, kann ihn in Form von Apfelwein, Likör, Dicksaft oder Apfelessig genießen.

Nach einer guten Ernte stellt sich die Frage, wohin mit den ganzen Äpfeln. Zum Einlagern kommen nur völlig intakte Früchte infrage, denn beschädigte Exemplare faulen rasch. Sie werden mit dem Stiel nach unten in Kisten gelegt und an einen dunklen, kühlen (nicht über 7 °C), aber frostfreien und luftfeuchten Ort gebracht. Faule oder faulende Exemplare regelmäßig aussortieren. Typische Winteräpfel wie 'Boskoop' halten sich unter guten Lagerbedingungen bis zum Februar, Sommeräpfel wie der Klarapfel eignen sich nur für den sofortigen Verzehr.

Wer über keinen kühlen Kellerraum verfügt, der kann einen einfachen Plastikbeutel zur Hilfe nehmen, damit die Äpfel länger frisch bleiben. Dazu einfach kleine Löcher in den Plastikbeutel stechen und die Äpfel gut darin verpacken. Dadurch bleibt die nötige Luftfeuchtigkeit erhalten. Zudem reichert sich Kohlendioxid an, eine sauerstoffarme Atmosphäre entsteht und die Reifung verzögert sich.

Äpfel kann man zum Konservieren trocknen. Hierfür schält man die Früchte, sticht das Kerngehäuse heraus und schneidet sie in etwa 5 mm dicke Scheiben. Damit diese nicht braun werden, taucht man sie kurz in Zitronenwasser und zieht die Ringe anschließend auf Schnüre, die an einem gut durchlüfteten Ort hängend getrocknet werden. Man kann die Apfelscheiben auch bei niedriger Temperatur und leicht geöffneter Tür auf Backpapier im Backofen oder in einem speziellen Dörrapparat trocknen.

## Apfelmus

*750 g Äpfel schälen, das Kerngehäuse entfernen, die Früchte vierteln oder achteln und mit einigen Esslöffeln Wasser zum Kochen bringen. Je nach Geschmack mit 50–100 g Zucker, Zimt und Zitronensaft abschmecken. Sind die Äpfel zerfallen, das gekochte Mus pürieren und kochend heiß in vorbereitete Gläser mit Schraubverschluss einfüllen. Die Gläser sofort fest verschließen und für einige Minuten auf den Kopf stellen. Danach kühl und dunkel aufbewahren. Alternativ kann man das Mus auch einfrieren.*

## Der Spitzenreiter

Äpfel sind unser beliebtestes Obst, mit einem pro Kopf Verbrauch von 23–25 kg sind sie in Deutschland Spitzenreiter, gefolgt von Bananen. Äpfel enthalten im Mittel 85 % Wasser, 0,3 % Rohprotein und 0,32 % Mineralstoffe. Der Gehalt an Kohlenhydraten ist abhängig von Sorte

### Gesundheitliche Vorzüge und Besonderheiten

- Der regelmäßige Genuss von Äpfeln verbessert die Cholesterinwerte und senkt das Risiko für einen Schlaganfall.
- Er hilft bei Gicht, Rheuma und Arterienverkalkungen.
- Das in und unter den Schalen vorhandene Pektin reduziert die Bildung von Harnsäure.
- Als Bratapfel hilft er bei Husten, Heiserkeit und Katarrhen.
- Apfelschalentee ist ein natürliches Schlafmittel und stärkt die Nerven.
- Äpfel sind mit nur 50–70 Kalorien eine leichte Kost und ideal für Diäten.
- Als Hausmittel gegen Durchfall können geriebene Äpfel Wunder wirken.
- Der hohe Ballaststoffanteil des Apfels wirkt positiv auf die Verdauung.

und Witterung und schwankt zwischen 10 % und 18 % des Gesamtgewichts. Hinzu kommen Ballaststoffe, die etwa 2 % der Frischsubstanz ausmachen. Besonders hervorzuheben ist der hohe Gehalt an Kalium, aber auch Zink, Eisen, Phosphor, Kupfer, Mangan und Vitamin $B_3$ (Niacin), das ansonsten vorwiegend in tierischen Produkten vorkommt.

Die meisten dieser Inhaltsstoffe sitzen allerdings direkt unter der Schale, dort befinden sich circa 70 % der begehrten Vitamine und Mineralstoffe. Deshalb, anstatt den Apfel zu schälen, sollte man lieber zu unbehandelten Äpfeln greifen oder das Obst sehr gut waschen.

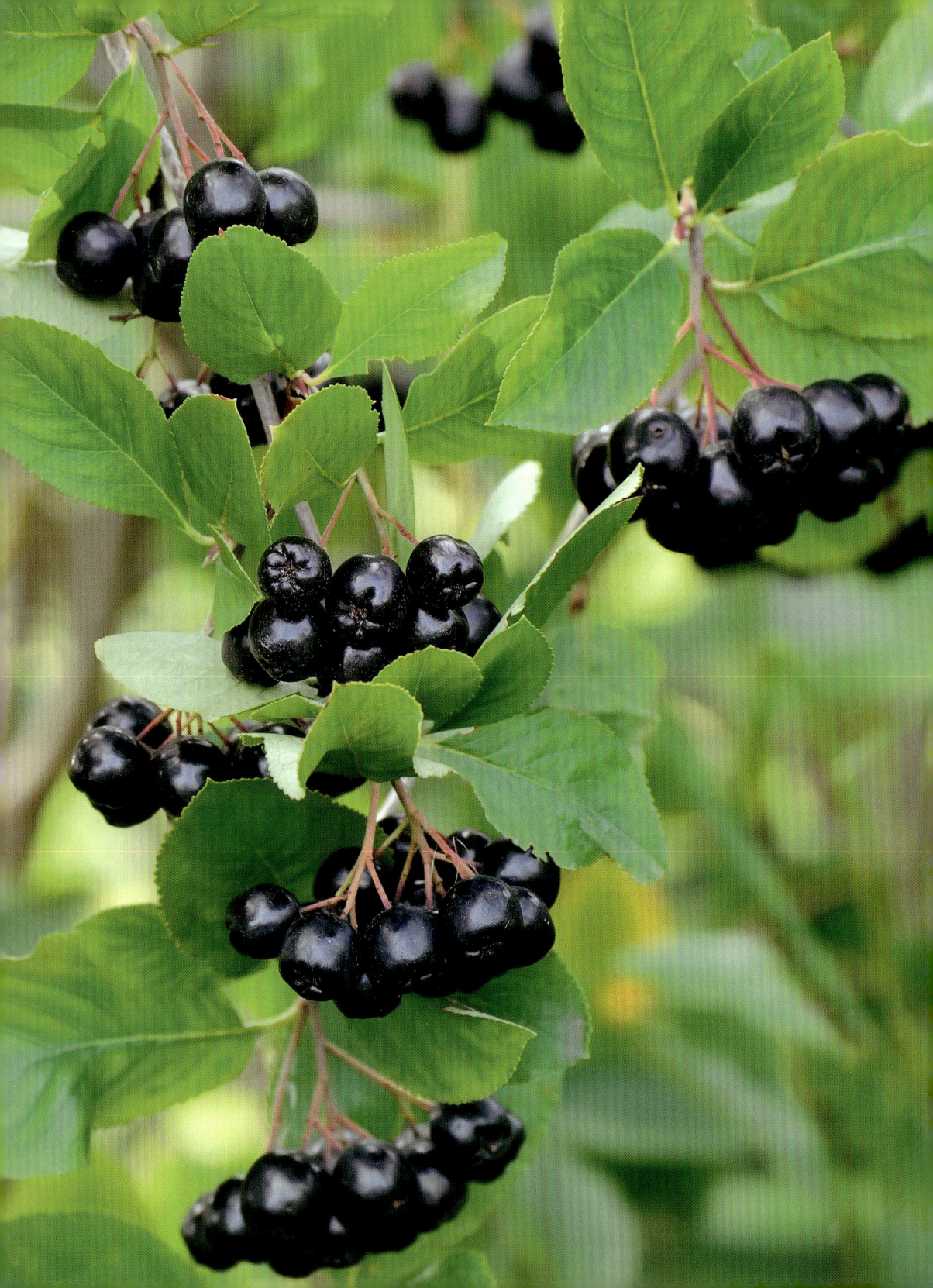

# Apfelbeere

Die auch als Aroniabeere oder Schwarze Coloradobeere bezeichnete Apfelbeere stammt aus Nordamerika und wird wegen der weißen Blüten und des bunten Herbstlaubs von vielen Gartenfreunden als Zierpflanze gesetzt. Dabei sind die roten, schwarzen oder violetten Früchte essbar und zudem sehr gesund und gelten unter Kennern sogar als Wunderpflanze.

## Apfelbeere im Garten

Die Aroniabeere (*Aronia melanocarpa*) gehört zur Familie der Rosengewächse und ist im herkömmlichen Sinne eigentlich keine Beere, sondern ein Kernobstgewächs. Beim Aufschneiden der Beeren erkennt man auch die Ähnlichkeit mit einem Apfel. Die kleinen Kerne sind wie bei diesem symmetrisch um ein Zentrum herum angeordnet. Ertragreicher als die Wildart sind Sorten wie 'Hugin' und 'Viking'. 'Nero' ist eine besonders großfrüchtige, reichtragende und sehr frostharte Züchtung.

Der schwach verzweigte, laubwerfende Kleinstrauch wird bis zu 2 m hoch und breit. Er braucht einen sonnigen bis halbschattigen Standort und mäßig trockenen bis feuchten, schwach sauren bis neutralen Boden (pH-Wert 6–7,5). Die optimale Pflanzzeit ist der Herbst. Die Sträucher haben so den ganzen Winter über Zeit, sich an ihre neue Umgebung zu gewöhnen und ausreichend Wurzelwerk zu bilden. Wurde in einer trockenen Periode gepflanzt, ist regelmäßig und ausgiebig zu wässern. Achten Sie beim Kauf darauf, dass die Pflanzen bereits mindestens 4–5 Triebe haben.

Da die Aroniasträucher tiefe Wurzeln ausbilden, ist es günstig, den Gartenboden vor der Pflanzung tiefgründig zu lockern. Empfohlen wird ein Pflanzabstand von 1–2 m. Die Apfelbeere bildet Wurzelausläufer und sollte daher überall, wo sie sich nicht ausbreiten darf, mit einer großzügig bemessenen Wurzelsperre gepflanzt werden. Ist eine Hecke geplant, sollten 0,5 m Pflanzabstand eingehalten werden. Als Hecke können Aronia-Pflanzen einen guten Sichtschutz bieten. Kombiniert mit verschiedenen anderen Wildfruchtbüschen erhalten Sie die perfekte Naschhecke für die ganze Familie. Geeignet hierfür sind Mispel, Felsenbirne, Schlehe, Kornelkirsche.

Aroniabüsche können auch in Kübel gepflanzt für die Begrünung von Balkon oder Terrasse sorgen. Eine regelmäßige Bewässerung und ein sonniger Standort sind dabei wünschenswert.

## Ernten & verwenden

Die erste Ernte kann ab dem zweiten Standjahr der Pflanze erfolgen. Den höchsten Ertrag erzielen Sie etwa ab dem sechsten Standjahr. Die Erntezeit ist von Mitte August bis Oktober. Die Beeren müssen innen durchgängig schwarzrot sein. Wichtig ist, die Früchte so spät wie möglich zu ernten, dann schmecken sie noch besser, vor allem wenn sie roh gegessen werden. Auch ist der Gesundheitswert umso höher, je länger die Beeren am Strauch bleiben. Da auch Vögel die köstlichen Früchte nicht verschmähen, ist es ratsam ein Vogelschutznetz rechtzeitig vor der

Ernte auszubringen. Beim Pflücken und Verarbeiten von Aroniabeeren sollten Sie Handschuhe tragen, da sie sehr intensiv färben.

Ein Vorteil ist die gute Lagerbarkeit der Früchte. Im Kühlschrank sind Aroniabeeren bei 2–3 °C bis zu zwei Monate haltbar. Bei normaler Lagerung im Zimmer kann man sie etwa 1–2 Wochen aufbewahren. Trotzdem empfiehlt es sich, die Früchte möglichst frisch weiterzuverarbeiten.

**Verwenden:** Die reifen Früchte sind im rohen Zustand wenig süß, etwas säuerlich und haben einen herb-adstringierenden Geschmack, der ein wenig an Heidelbeeren erinnert. Der Saft dagegen hat einen bittermandelartigen Geruch und ein eigenartiges, herbes Aroma. Frisch können nen Aroniabeeren auch zu Konfitüre, Kompott, Likör oder Fruchtsoßen verarbeitet werden. Besonders kombiniert mit Sanddorn, Johannisbeeren oder Quitten schmeckt Aronia-Konfitüre hervorragend. Getrocknet verwendet man die Beeren in Müsli, Milchspeisen und zum Backen. Die geschroteten Beeren ergeben einen fruchtigen Tee, der mit Apfelstücken oder Hibiskusblüten gemischt werden kann.

Aroniabeeren enthalten den höchsten in Obst gemessenen Wert an roten und blauen Pflanzenfarbstoffen. Diese dienen der Pflanze als Schutz vor Erkrankungen und oxidativer Schädigung durch Sonnenlicht. Der tief dunkelrote Saft ist daher stark färbend. Er wird als natürlicher Farbstoff u. a. in Würsten, Bonbons, Desserts, Getränken und Backwaren eingesetzt.

✤ Lassi besteht aus Joghurt und Wasser in unterschiedlichen Anteilen mit Früchten nach Saison und Geschmack.

## Apfelbeer-Lassi

*Ein gesunder und nahrhafter Drink für Zwischendurch ist Lassi, das aus Indien stammende Joghurtgetränk. Mischen Sie dazu drei Teile Naturjoghurt mit einem Teil Wasser und geben Sie nach Geschmack Aroniasaft dazu. Bei Bedarf können Sie mit Birnendicksaft oder Agavensirup süßen. Alle Zutaten gut mischen und das Mixgetränk kühl servieren. Sie können auch andere Beeren wie Heidelbeeren ergänzen und den Drink nach Belieben mit essbaren Blüten, zum Beispiel von Borretsch, garnieren.*

## Gesundheitliche Vorzüge und Besonderheiten

- Aroniabeeren wirken hilfreich zur Behandlung von Entzündungen der Leber, des Zahnfleischs, der Magenschleimhaut, von Gelenken, der Blase und der Nieren.
- Inhaltsstoffe der Aroniabeere haben eine revitaminisierende Wirkung, können also vom Immunsystem verbrauchte Vitamine gewissermaßen recyceln. Eine Steigerung der Abwehrkräfte wird erreicht und die Selbstheilungskräfte des Körpers werden unterstützt.
- Inhaltsstoffe der Aroniabeere können regulierend auf Gefäße und insbesondere auf Gefäßerweiterungen wirken. Sie normalisieren den Blutdruck und regen die Durchblutung der Extremitäten an.
- Anthocyane hemmen die Bildung von Stoffen, die allergische oder entzündliche Reaktionen hervorrufen. Daneben erschweren sie allgemein die Ansiedlung von Keimen und Krankheitserregern.
- Anthocyane können einem Schlaganfall vorbeugen, wirken blutdruckregulierend, blutverflüssigend und gefäßerweiternd.
- Regelmäßiger Verzehr von Aroniabeeren verlangsamt die Arterienverkalkung und senkt belegbar den Cholesterinspiegel.
- Aroniabeeren wirken präventiv gegen Krebs, Herz-Kreislauf-Erkrankungen und Diabetes.
- In Aroniabeeren sind viele Bitterstoffe enthalten, die die Leber- und Gallenfunktion anregen. Auch Verdauungs- und Entgiftungsvorgänge werden positiv beeinflusst. Die Beeren eignen sich daher auch allgemein zur Entgiftung des Körpers.

## Die Wunderbeere

Aronia ist unter den Beeren ein antioxidativer Superstar, denn sie enthält besonders viele gesundheitsfördernde, antioxidativ wirkende Anthocyane und Phenole. 100 g frische Aroniabeeren enthalten mehr als 2.000 mg wirksamer Antioxidantien und haben einen ORAC-Wert von 16.000 TE. ORAC (Oxygen Radical Absorpance Capacity) ist die Maßeinheit, mit der man den Gehalt von Radikalfängern in Lebensmitteln benennt, die Angabe erfolgt in µmol TE (Mikro Mol Trolox Equivalent). Zum Vergleich: Orangen haben einen ORAC-Wert von 1.819 TE/100 mg, Granatäpfel 3.027 TE/100 mg und Kiwifrüchte 602 TE/100 mg. Der absolute Spitzenreiter unter den Beeren ist übrigens die Acai-Beere mit 102.700 TE/100 mg (gefriergetrocknetes Mark). Pulverisiert bringt sie es immerhin noch auf 39.000 TE/100 mg.

Insbesondere Anthocyane besitzen entzündungshemmende Eigenschaften und fangen gefährliche Sauerstoffradikale ab. Aber auch als Vitaminquelle sind die dunklen Beeren nicht zu verachten: Vitamin C, A, E sowie Beta-Carotin, Folsäure und Vitamin $B_{12}$ und $B_6$ machen den Saft zu einem echten Gesund-Cocktail. Ein Esslöffel der Beeren deckt den Tagesbedarf an Vitamin P (OPC = Oligomere Procyanide), das auch bei der Herstellung von Marmelade größtenteils erhalten bleibt. Vitamin P hilft dem Körper u.a., Vitamin C besser zu verwerten.

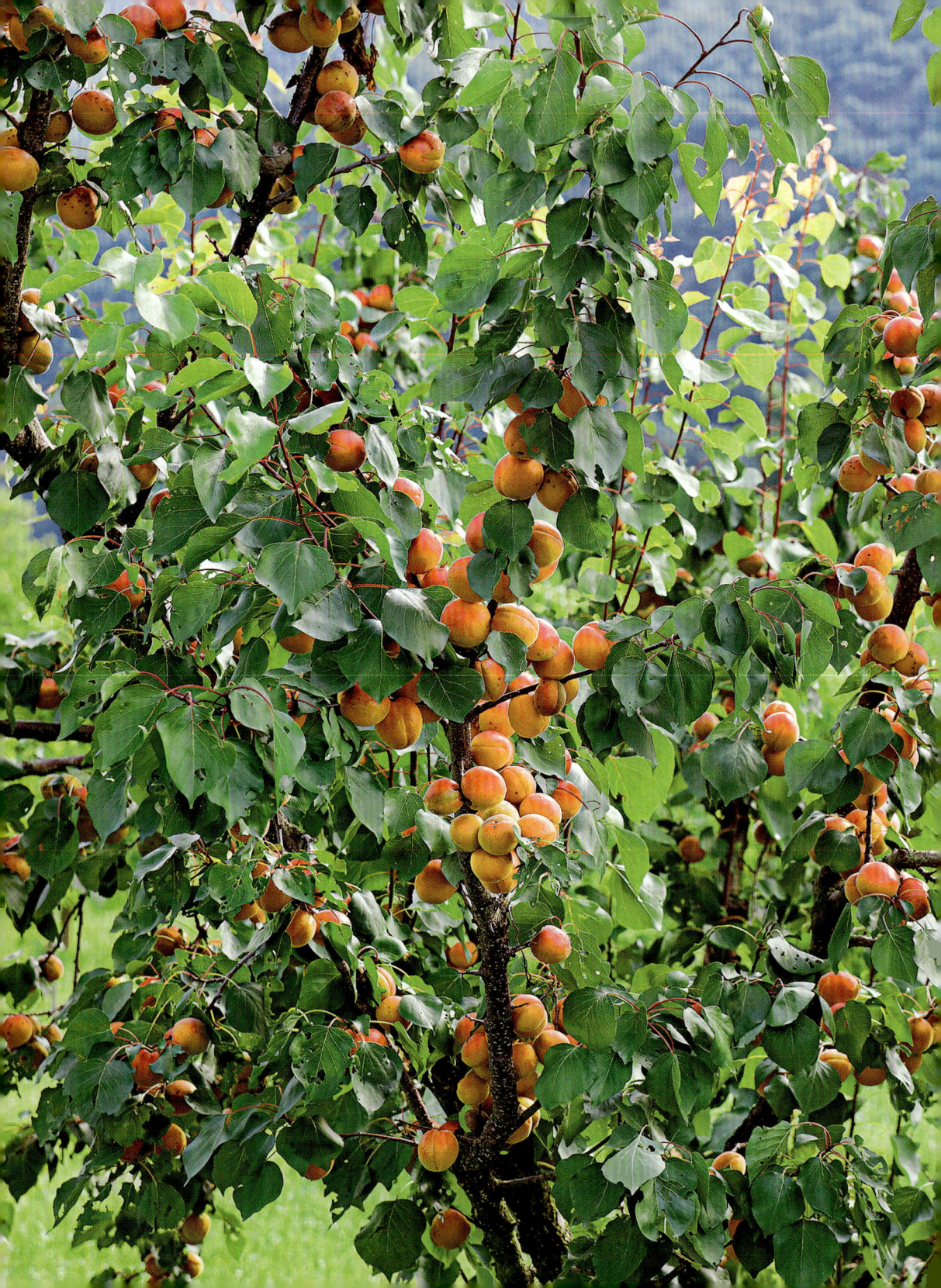

# Aprikose

Aprikosen stammen vermutlich aus China, wo sie bereits um 3.000 v. Chr. kultiviert wurden. Und es war kein geringerer als Alexander der Große, der sie nach Europa brachte. Heute liegt das weltweit größte Anbaugebiet in der Türkei. Die kleinen, runden und süßen Früchte, im süddeutschen und österreichischen Raum Marillen genannt, haben es in sich. Trotz ihrer geringen Größe sind sie zum Bersten gefüllt mit Vitaminen und Mineralstoffen.

## Aprikosen im Garten

Die Kultur von Aprikosen (*Prunus armeniaca*) ist einfacher als die von Pfirsichen und Nektarinen, da die Pflanzen frosthärter und weniger anfällig für Schädlinge und Krankheiten sind. So werden Aprikosen nur selten von der Kräuselkrankheit befallen. Die rosaweißen Blüten öffnen sich jedoch schon Ende März und sind daher anfällig für Frostschäden. Man kann die Blüten bei drohenden Spätfrösten mit einem Vlies schützen und so die Ernte sichern.

Aprikosen werden oft als Fächer oder Spalierbäume an Mauern in Süd- und Südwestlage gezogen, um das Risiko von Frostschäden zu verringern. Einige Sorten wie etwa 'Flavorcot', 'Hargrand' oder 'Tomcot' blühen später und sind robuster als traditionelle Sorten. Weitere robuste Sorten für den Hausgarten sind 'Kuresia' und 'Mino'. Als eine besonders ertragreiche Sorte gilt 'Portici'.

Damit Aprikosen gut gedeihen, brauchen sie einen Boden, der tiefgründig, durchlässig und neutral bis leicht alkalisch (pH-Wert 6,5–7,5) sein sollte. Sandige, steinige oder kalkige Böden sind nicht geeignet. Als Buschbäume erreichen Aprikosen eine Höhe von 3–5 m, als Fächer 4–5 m. In rauen Lagen können Aprikosen auch im Kübel und unter Glas gezogen werden, wo sie allerdings kompakter bleiben.

Aprikosen sind selbstfruchtbar. Da bei der frühen Blütezeit oft noch keine Insekten als Bestäuber unterwegs sind, empfiehlt sich die Handbestäubung mit einem Pinsel. Im ersten Monat nach der Pflanzung muss auf eine Düngung verzichtet werden. Anschließend sollte mit Mist, Hornspänen oder einem normalen Obstdünger gedüngt werden.

**Pflege:** Aprikosen wachsen recht stark und sparrig. Damit sie schöne Kronen entwickeln, müssen sie von Anfang an richtig erzogen werden. Einen Rückschnitt ins alte Holz vertragen sie nur schlecht. Für kleine Gärten eignen sich grundsätzlich nur schwach wachsende Aprikosensorten auf wurzelechten Zwetschgenunterlagen. Bei diesen entwickeln sich jedoch oft Wurzelausläufer, die rund ums Jahr entfernt werden sollten. Geschnitten wird im Frühjahr oder Sommer, vor oder nach der Blüte, wenn keine Fröste mehr zu erwarten sind und wenn der Saft im Baum schon fließt. Dann heilen die Wunden besser und das Risiko von Infektionen, z. B. für Bleiglanz, ist geringer. Es ist wichtig, krankes Holz direkt herauszuschneiden und die Wunden mit Wundsalbe zu behandeln.

## Ernten & verwenden

Geerntet werden Aprikosen im vollreifen Zustand. Das ist je nach Sorte und Region im Juli
und August der Fall. Man erkennt die Reife
daran, dass sich die Früchte leicht vom Zweig
lösen lassen. Nicht alle Früchte reifen gleichzeitig, deshalb muss der Baum mehrfach durch-
gepflückt werden. Gekühlt halten Aprikosen
sich einige Tage, bei 10 °C etwa eine Woche.

**Verwenden:** Man kann Aprikosen frisch essen
oder für Konfitüre, Kuchen, Süßspeisen und
Kompott verwenden. Will man sie konservieren,
müssen sie entsteint werden. Anschließend
kann man sie einfrieren oder einmachen. Im
Vergleich zu Pfirsichen haben Aprikosen den
Vorteil, dass man die kleineren, weniger saftigen
Früchte auch trocknen kann. Dann schmecken

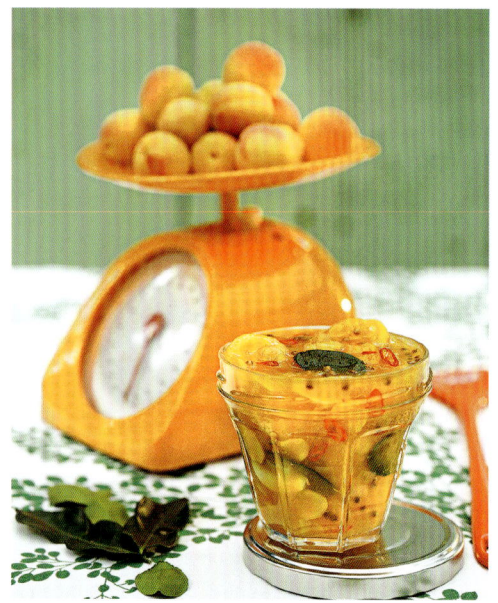

◉ Der süß-säuerliche Geschmack macht Aprikosen zur
idealen Frucht für würzige Chutneys oder Konfitüren.

sie fruchtig süß und sind eine echte Alternative
zu Fruchtgummis. Sie eignen sich als ideale
Zwischenmahlzeit, schmecken ebenfalls hervorragend als Zutat im Müsli, in Desserts, auf
Kuchen oder in der Kombination mit Schokolade und Nüssen. Getrocknete Aprikosen lassen
sich aber auch vielseitig in der Küche verwenden, sei es geschmort mit Fleisch oder als
Grundlage für ein pikantes Chutney. Besonders
in Österreich liebt man Aprikosen, dort werden
sie Marillen genannt. Egal ob als Bestandteil der
Sachertorte, Likör, Konfitüre, Schnaps oder in
Form der berühmten Marillenknödel.

## Aprikosen-Ingwer-Chutney

*Chutneys sind würzige Allrounder, die viele Ge-
schmacksrichtungen in sich vereinen. Probieren
Sie einmal dieses Aprikosenchutney: Rösten
Sie 1 TL braunen Senfsamen in Öl, bis diese
aufplatzen. Dann geben Sie 1 klein geschnit-
tene Zwiebel und 1 EL klein geschnittenen
Ingwer dazu und braten alles unter Rühren an.
Nun Chili, ¼ TL gemahlenen Koriander und
½ TL Salz dazugeben und wieder unter Rühren
weiterbraten. Anschließend eine fein gewürfelte
Tomate untermischen und alles 5 Minuten
köcheln. Am Schluss 50 g getrocknete Aprikosen
und den Saft einer halben Orange dazugeben,
weitere 5 Minuten köcheln. Vor dem Servieren
fein gehackte Minze darüber streuen. Das
Chutney schmeckt z. B. sehr gut zu einem
Kichererbsen-Curry oder zu gegrilltem Fleisch.*

Essbar sind auch die Samen, der Aprikosen-
stein. Es gibt süße und bittere Aprikosenkerne.

Die süßen Kerne stammen aus den Zuchtsorten der Aprikose, die bitteren Aprikosenkerne werden aus den kleinen, säuerlichen Wildaprikosen gewonnen. Die süßen Kerne sind eine leckere und gesunde Knabberei, vor allem in der langen Winterzeit. Die bitteren haben ein starkes Bittermandelaroma, der Geschmack erinnert an Marzipan. Doch Vorsicht: Wie bei Bittermandeln gilt auch hier, nicht mehr als 1–2 Kerne pro Tag zu verzehren.

## Süß und bitter

Aprikosen sind sehr reich an Folsäure und eine gute Quelle für Eisen, Magnesium und Ballaststoffe. Daneben enthalten sie große Mengen an Beta-Carotin. Das aufgenommene Beta-Carotin wandelt der Körper in Vitamin A (Retinol) um, einen wichtigen Nährstoff für die Sehkraft, Knochen, Haut und Schleimhäute. Vitamin A schützt außerdem die Haut vor UV-Strahlung. Bereits sechs Aprikosen decken den Tagesbedarf an Vitamin A.

Mindestens genauso bedeutend ist die Pantothensäure (Vitamin B$_5$), die ebenfalls reichlich in getrockneten Aprikosen vorhanden ist. Sie steigert die Konzentrationsfähigkeit und Ausdauer, unterstützt die körpereigene Sauerstoffversorgung und schenkt dem Körper Vitalität.

Die in Aprikosen enthaltenen Mineralstoffe Kalium, Phosphor und Kalzium wirken sich positiv auf das Haarwachstum, den Teint und das Immunsystem aus. Kalium regelt unter anderem die Weiterleitung von Nervenreizen, Phosphor härtet das Skelett, unterstützt die Hormonbildung und reguliert den Säure-Base-Haushalt. Und Kalzium ist unverzichtbar für den Knochen-

## Gesundheitliche Vorzüge und Besonderheiten

- Antioxidantien schützen den Körper vor freien Radikalen und Zellschäden und dienen der Prävention von Krebs.
- Studien zeigen, dass Beta-Carotin eine positive Wirkung auf das Herz-Kreislauf-System hat und hohe Cholesterinwerte senken kann.
- Aprikosen enthalten Eisen und Kupfer, die wichtig für die Hämoglobinsynthese sind.
- Aprikosenöl hat eine heilende Wirkung bei Hautkrankheiten wie Ekzemen.
- Aprikosen sind reich an Ballaststoffen, die helfen, die Verdauung zu regulieren. Sie sind eine ideale Frucht für eine Diät.
- Aprikosenkerne regelmäßig gegessen sollen hilfreich bei der Heilung von Krebserkrankungen sein.

aufbau und wichtig für die Funktion von Herz, Nerven, Muskeln, Lungen und Nieren.

Bittere Aprikosenkerne enthalten eine Blausäureverbindung: Amygdalin. Daraus soll ein Stoff im Körper entstehen, der Krebszellen vernichtet, gesunde Zellen aber nicht antastet. Zahlreiche Menschen nehmen bittere Aprikosenkerne, um sich von Krebs zu heilen. Während manche Berichte von tatsächlichen Heilerfolgen sprechen, wird auf der anderen Seite vor einer Selbsttherapie gewarnt, da es zu Vergiftungen kommen könne. Die Verzehrempfehlung liegt bei maximal 1–2 Kernen pro Tag.

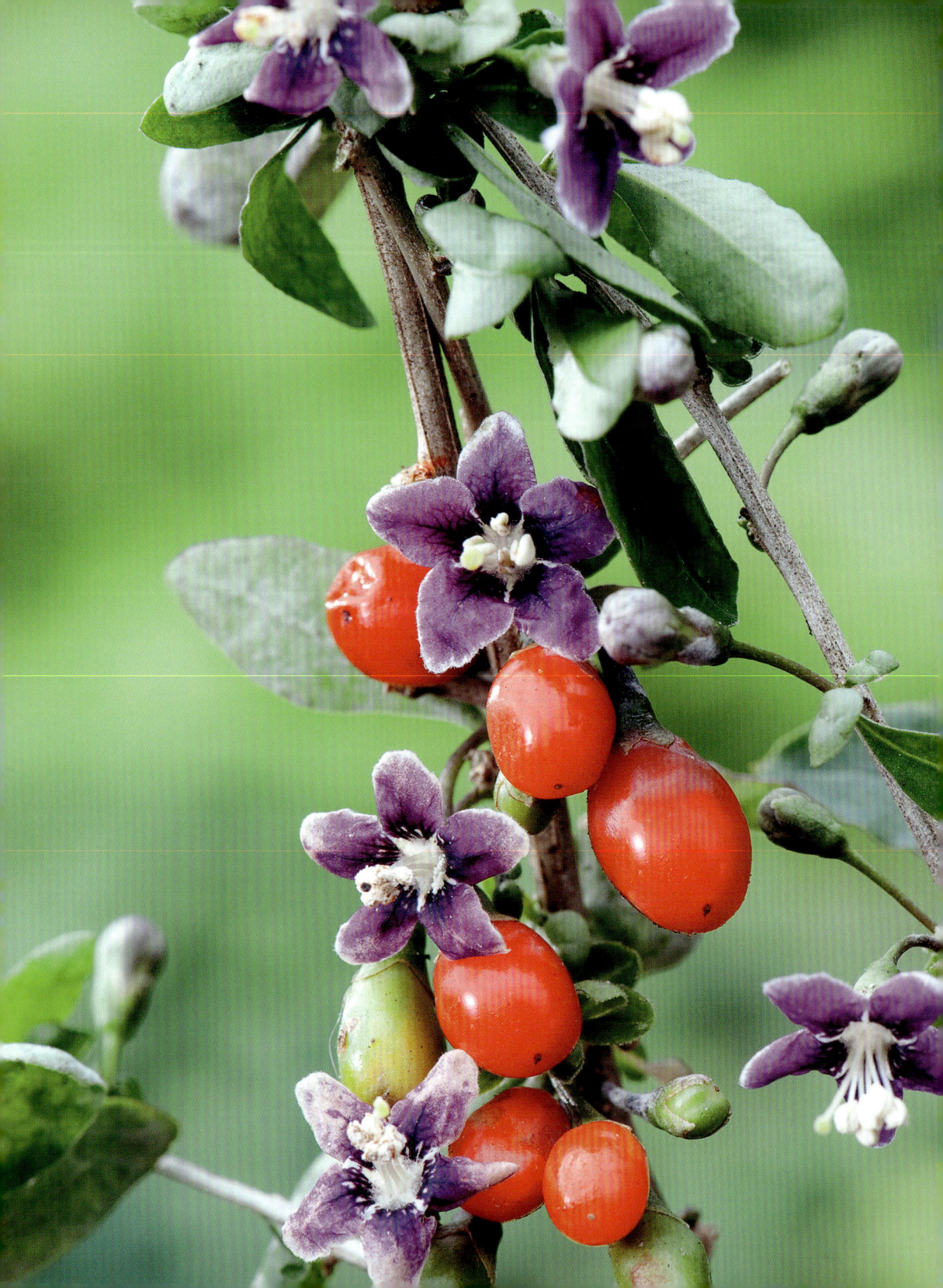

# Goji-Beere

Es ist noch nicht allzu lange her, da galten die Beeren der Goji-Pflanze aus der Familie der Nachtschattengewächse als giftig. Heute wissen wir, was man in Asien schon seit Tausenden von Jahren weiß: Genau das Gegenteil ist der Fall. Goji-Beeren sind keinesfalls giftig. Vielmehr ist die auch als Gemeiner Bocksdorn bezeichnete Pflanze für die Gesundheit der Menschen eine der wertvollsten überhaupt. Sie enthält einen ungewöhnlichen Mix an Vitaminen, Mineralien sowie Antioxidantien und gilt als die Gesundheits-Sensation.

## Goji-Beeren im Garten

Die Gojipflanze (*Lycium barbarum*) ist denkbar anspruchslos und gedeiht in fast jedem Klima. Die etwa 3 m hohen, bis −25 °C frostharten Sträucher sind selbstfruchtbar und wachsen an sonnigen bis halbschattigen, geschützten Standorten in nahezu allen durchlässigen Böden. Ihre besonders ausgeprägte Wurzelbildung hilft ihr, sich mit den notwendigen Nährstoffen und mit Wasser zu versorgen. So vertragen sie im Sommer auch Trockenheit und Hitze recht gut. Damit sich der Strauch im Garten nicht zu sehr ausbreitet, kann man eine Wurzelsperre einbauen. Goji-Sträucher haben bogenartig überhängende, meist stachelige Äste. Sie fruchten ab dem dritten Standjahr, ab dann sollten sie nicht mehr beschnitten werden.

Zur Freilandpflanzung im Herbst eignen sich zweijährige kräftige Pflanzen. Der Boden sollte vor der Pflanzung gründlich aufgelockert werden. Sehr magerer, sandiger Boden wird durch Humusgaben in Form von abgelagertem Kompost verbessert. Dazu streut man Humus auf die Bodenoberfläche und arbeitet ihn anschließend leicht ein und vermischt ihn mit dem Erdaushub des Pflanzloches. Nach der Pflanzung muss kräftig angegossen werden, sodass

die Feuchtigkeit mindestens bis zum unteren Bereich der Wurzeln vordringt.

Wer mag, kann auch eine Goji-Hecke pflanzen. Dazu setzt man die zweijährigen Pflanzen in einem Abstand von 30 cm. Um einen kräftigen, dichten Wuchs zu erzielen, werden die Pflanzen vor oder gleich nach dem Einsetzen auf 20–30 cm zurückgeschnitten.

**Im Topf:** Wer nicht ausreichend Platz oder gar keinen Garten hat, der kann Gojisträucher auch als Kübelpflanze auf dem Balkon oder der Terrasse pflegen. Dazu pflanzt man eine zweijährige Pflanze in ein etwa 5–10 l fassendes Pflanzgefäß. Als Substrat dient normale Kübelpflanzenerde. Eine gelegentliche Düngung ist erforderlich, da sich die Wurzeln nicht weiter ausbreiten können und ausschließlich auf den Inhalt im Pflanzgefäß angewiesen sind.

Im Winter muss die Kübelpflanze allerdings vor starken Frösten geschützt werden, weil die Kälte nicht nur von oben, sondern auch von den Seiten auf den Wurzelbereich einwirken kann. Sie können den Topf gut mit Noppenfolie umwickeln oder ihn in Schilfmatten einpacken. Praktisch ist auch das Eingraben des Topfes im

Gartenbeet. Ebenso ist eine kalte, jedoch frostfreie Überwinterung in einem ungeheizten Raum im Haus möglich.

**Vermehren:** Goji lässt sich leicht über Samen vermehren. Noch problemloser ist aber die ungeschlechtliche Vermehrung mit Stecklingen, Steckhölzern, Absenkern oder über Rhizomteilung. Stecklinge werden etwa ab Juni von den ausgewählten, frisch austreibenden Pflanzen geschnitten. Schneiden Sie 6–8 cm lange Stecklinge mit mindestens drei sich übereinander befindenden Knospen. Die Blätter im unteren Bereich werden abgeschnitten, die im oberen Bereich sind gegebenenfalls um die Hälfte einzukürzen.

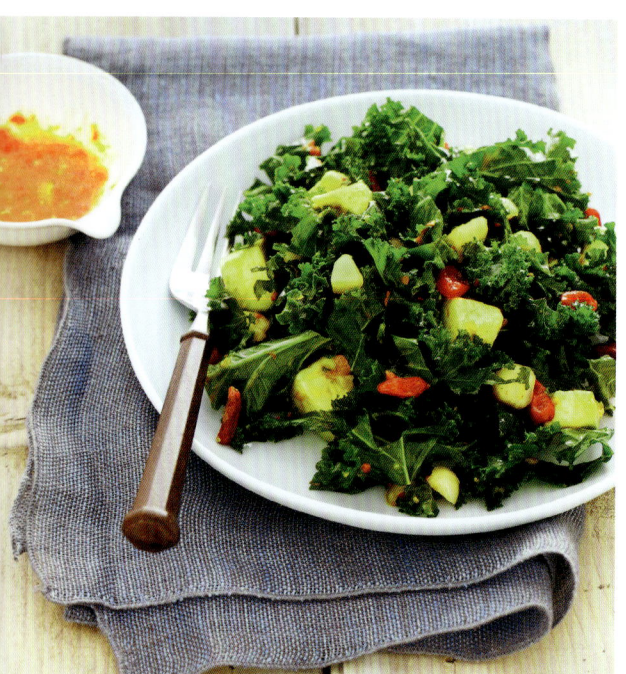

❋ Goji-Beeren bringen Farbe in den Salat und Vitalstoffe auf den Teller. Verwendet werden sie wie Rosinen.

Nun stecken Sie die Stecklinge gut zur Hälfte in Anzuchterde und stellen alles an einen geschützten Platz. Achten Sie darauf, dass die Erde nicht austrocknet. Geeignet ist ein Platz in einem Gewächshaus oder unter Folie auf der Fensterbank. So erhält man eine hohe Luftfeuchtigkeit, die das Bewurzeln der Stecklinge fördert. Gelegentlich muss gelüftet werden, damit sich keine Pilzinfektionen einschleichen. Die erfolgte Bewurzelung erkennt man daran, dass die Stecklinge kräftig austreiben.

## Ernten & verwenden

Von Juni bis August erscheinen die violetten, trichterförmigen Blüten. Die roten bis orangegelben, länglich-eiförmigen, etwa 1 cm langen, süß schmeckenden Beeren können von August bis Oktober gepflückt werden. Das sollte vorsichtig erfolgen, damit die Beeren nicht beschädigt werden und dann verderben.

**Verwenden:** Goji-Beeren können roh verzehrt oder zu Saft, Smoothie und Marmelade verarbeitet werden. Die Beeren eignen sich aber auch sehr gut, um sie zu trocknen und damit haltbar zu machen. Das geht am einfachsten im Backofen. Dieser wird auf 40–50 °C vorgeheizt und die gewaschenen und getrockneten Goji-Beeren auf ein Backblech gelegt. Legen Sie Backpapier unter, denn während die Beeren trocknen tritt Saft aus, den das Papier dann aufsaugt. Fertig getrocknet sehen die Goji-Beeren ein wenig eingeschrumpelt aus, vergleichbar mit großen Rosinen. Man lässt sie abkühlen und bewahrt sie trocken in Schraubgläsern auf. In der Küche verwendet man sie ähnlich wie Rosinen, z. B. im Müsli. Sie sind aber auch eine ideale Leckerei für zwischendurch.

## Kohlsalat mit Goji-Beeren

*Weichen Sie 3 EL Beeren für einige Stunden in 50 ml Apfelsaft ein. 500 g Grünkohl waschen, 5–8 Minuten in Salzwasser blanchieren, dann die Blätter klein zupfen. 2 Avocados halbieren, den Kern rausdrehen und das Fruchtfleisch herauslösen. Dieses in mundgerechte Stücke schneiden und mit 2 EL Zitronensaft mischen. Den Grünkohl mit Avocadowürfeln und den Beeren auf Tellern anrichten. Beträufelt wird der Salat mit einer Kumquat-Granatapfel-Soße. Dafür 6 Kumquats waschen und klein hacken. Die Kerne aus einem Granatapfel herauslösen und den Saft dabei auffangen. 1 EL Zucker im Topf karamellisieren lassen, die Früchte zugeben und mit 150 ml Orangensaft und dem Granatapfelsaft ablöschen. Circa 10 Minuten sirupartig einköcheln, dann 2–3 EL Olivenöl dazugeben und lauwarm abkühlen lassen.*

## Von der Gift- zur Wunderpflanze

Goji-Beeren vereinen nahezu alle lebenswichtigen Nähr- und Vitalstoffe in einer einzigartigen Kombination in sich – und mehr als das. Hinsichtlich ihrer Wirkung auf den menschlichen Organismus werden sie denen der Ginsengwurzel gleichgesetzt oder sogar als wertvoller bewertet. Das perfekte Lebensmittel, der Inbegriff des Superfood schlechthin. Positive Berichte über diese kleinen roten Beeren überschlagen sich fast vor Begeisterung. Die in Goji-Beeren enthaltenen Vitamine, Mineralien und Spurenelemente sind Lebenselixier für den Körper, schädliche freie Radikale hätten keine Chance mehr. Bereits eine Handvoll der Beeren

## Gesundheitliche Vorzüge und Besonderheiten

- Lutein und Zeaxanthin beugen Erkrankungen der Augen und des Nervensystems vor.
- Goji-Beeren unterstützen die Regeneration der Darmflora und sorgen für eine gesunde und intakte Darmschleimhaut.
- Vitalstoffe stärken allgemein das Immunsystem und helfen im Kampf gegen Krebszellen.
- Die entzündungshemmende Wirkung der Goji-Beeren hilft bei Krankheiten, die auf chronische Entzündungsprozesse zurückzuführen sind, beispielsweise Arthritis.
- Da Goji-Beeren den Körper mit allen wichtigen Vitalstoffen versorgen und helfen, Stoffwechselrückstände auszuleiten, bringen sie hohe Lebensqualität.
- Goji-Beeren wirkend lindernd bei Autoimmunerkrankungen wie der Darmerkrankung Morbus Crohn.
- Goji-Beeren helfen bei Potenz- und Libidoproblemen.
- Sie bieten Schutz vor negativen Stresserscheinungen.
- Antioxidantien schützen die Zellen und verlangsamen den Alterungsprozess (Anti-Aging-Effekt).

deckt den Tagesbedarf an Eisen, eine Extra-Portion Vitamin A, reichlich Vitamin E und C sowie alle essentiellen Aminosäuren runden das starke Powerpaket ab.

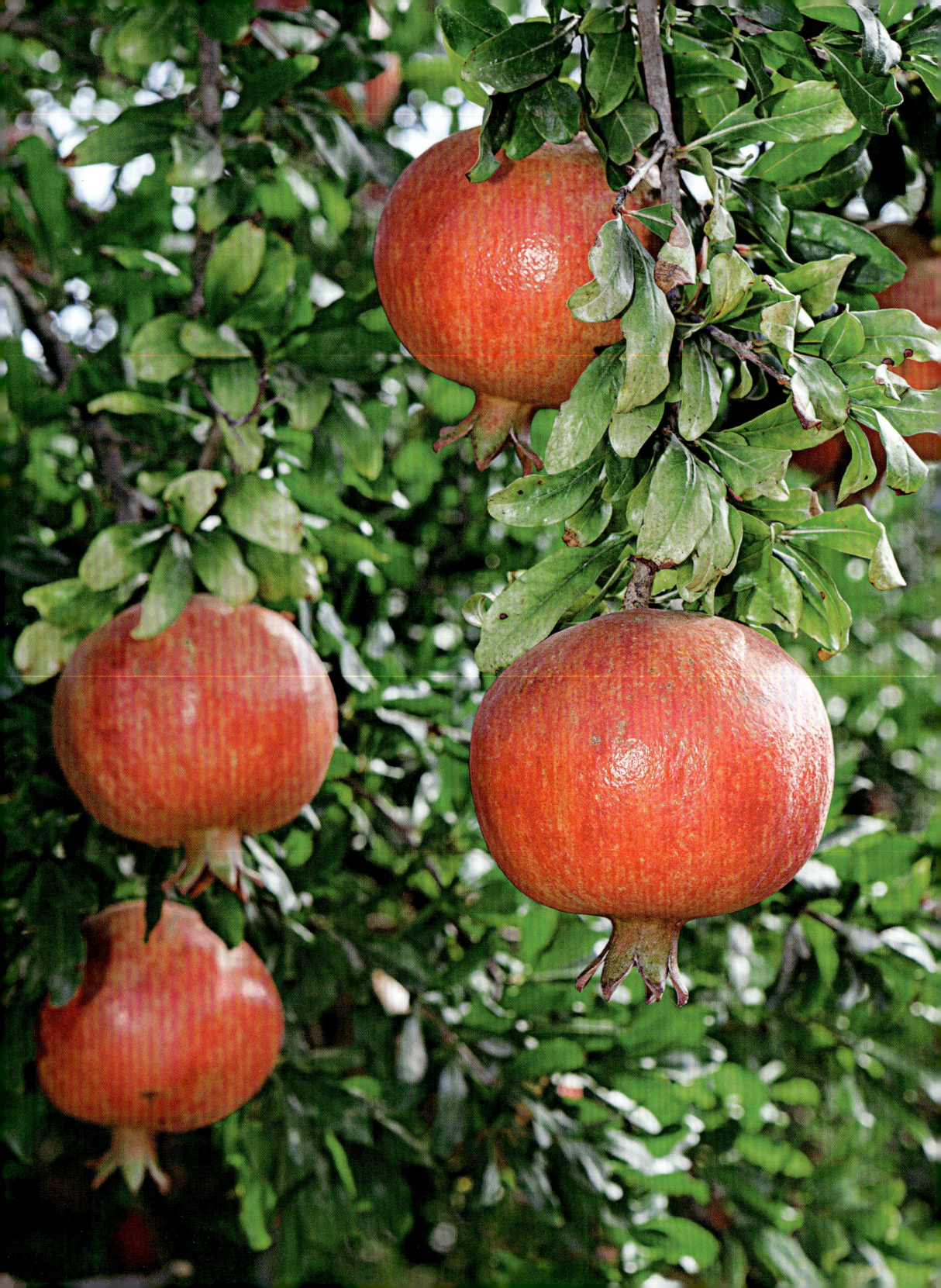

# Granatapfel

Um an sein Inneres zu gelangen, bedarf es einiger Fingerfertigkeit und Geduld. Doch die Mühe lohnt sich, bedenkt man, was alles in ihm steckt. Und seinen Ruf als Symbol für die Liebe und Fruchtbarkeit hat der Granatapfel nicht von ungefähr, galt er doch schon der griechischen Göttin Aphrodite als Lieblingsbaum.

## Granatapfel im Garten

Granatäpfel (Punica granatum) werden überwiegend in Südosteuropa und Vorderasien angebaut. Ein Baum kann eine Höhe von etwa 5–8 m erreichen und mehrere Hundert Jahre alt werden. Bei uns sind aber topftaugliche Zwergsorten erhältlich, die nicht höher als 1,50 m und ca. 80 cm breit werden.

Der Granatapfelbaum gedeiht am besten mit Wärme, Sonne und einer hohen Luftfeuchtigkeit. Der eigentlich robuste Baum wird daher bei uns meist als Kübelpflanze im beheizten oder unbeheizten Wintergarten gehalten. Vom Frühjahr an und in den Sommermonaten kann man ihn aber auch problemlos an einen windgeschützen Platz ins Freiland stellen.

Während der Vegetationszeit nimmt der Granatapfel kurze Dürreperioden nicht übel, ansonsten sollten Sie ihn regelmäßig gießen. Staunässe mag er überhaupt nicht. Das Substrat muss daher durchlässig und ein Abfluss von überschüssigen Wasser gewährleistet sein. Ein Schnitt ist kaum nötig, und wenn, dann erfolgt dieser im Frühjahr.

Zur Überwinterung muss der Baum wieder hereingeholt werden. Punica verträgt etwas Frost (bis −10°C) und kann daher relativ lange draußen bleiben. Die Laub abwerfenden Granatapfel-Sträucher können hell oder dunkel, kühl (2–6°C) und relativ trocken überwintert werden. Achten Sie aber darauf, dass die Erde nicht völlig austrocknet

Nach dem frühen Austrieb im März braucht die Pflanze in erster Linie viel Licht und nicht unbedingt Wärme. Sie kann jetzt schon wieder nach draußen gestellt werden, so wird auch der Austrieb aktiviert. Zur Zeit des Austriebs reichlich gießen und bis Ende Juli etwa alle 14 Tage düngen. Es bietet sich an, hierfür Flüssigdünger zu verwenden. Während der Ruhephase ab August sollte auf eine Düngung generell verzichtet werden. Umgetopft wird etwa alle zwei Jahre

Von Juli bis August zeigt der Granatapfel seine leuchtend rotorangefarbenen, glockenförmigen Blüten, gefolgt von den Früchten mit lederiger Schale, die bei Reife aufplatzt. Diese benötigen aber einige Zeit zur Reife, meist reifen sie erst im Wintergarten.

## Ernten & verwenden

Granatäpfel können meist nur von älteren Pflanzen geerntet werden. Der richtige Zeitpunkt ist, wenn sich die Schalen der Früchte orangerot färben und leicht rissig werden. Im Inneren befinden sich zahllose kantige Samen, die mit einem saftigen, roten, süß und aromatisch schmeckenden Samenmantel umhüllt sind. Bis zu 400 dieser Kerne stecken in einer Frucht. Man kann sie frisch verzehren, wobei der Geschmack etwas Gewöhnungssache ist, da er ein pelziges Gefühl im Mund verursachen kann.

Ein Trick, um an die Samen zu kommen ist, den Granatapfel in einer Schüssel mit Wasser aufzubrechen. Während sich die Samen am Boden absetzen, schwimmt die Schale obenauf. Wem es zu mühsam ist, die Kerne einzeln herauszupulen, kann den Granatapfel auch auspressen. Aus einer Frucht gewinnt man etwa ein halbes Glas Saft. Und noch einfacher: Die Frucht auf einem festen Untergrund rollen, das Knacken verrät, wenn der Saft austritt. Nun ein Loch bohren und den

Fruchtsaft direkt mit einem Strohhalm trinken. Hierbei auf die Reife der Frucht achten! Einmal geerntet, reift der Granatapfel nicht nach. Man kann ihn aber über Wochen lagern, wenn er unversehrt ist. Grund dafür ist die dicke, lederartige Haut der Frucht, die ihr Inneres gut schützt.

**Verwenden:** Die Samen kann man so essen, meist verwendet man sie aber, um damit Süßspeisen zu dekorieren. Sie passen auch zu Obstsalat, Creme oder Vanillepudding. Im Orient wird die Frucht oft zu Fleisch gereicht, etwa wie hier Preiselbeeren zu Wildgerichten. Aber auch geschmort mit Fleisch ist sie eine Delikatesse, ihr säuerlicher Geschmack passt beispielsweise hervorragend zu Lammfleisch. Ente mit Granatpfelsoße und Walnüssen ist eine

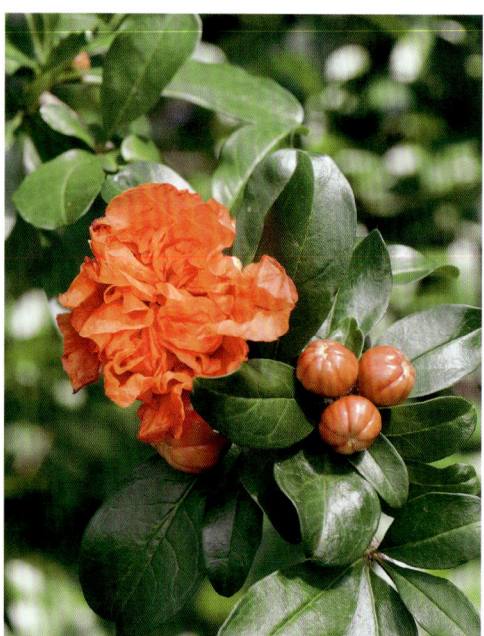

❀ Granatäpfel sind nicht nur gesund, bei uns werden sie oft auch wegen ihrer schönen Blüten gepflanzt.

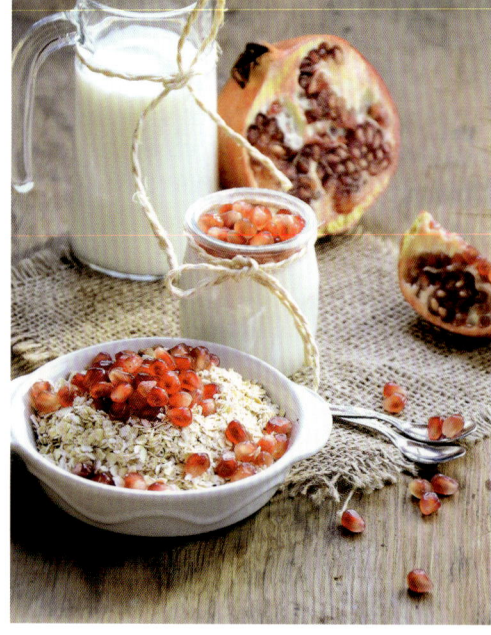

❀ Granatapfelsamen sind schnell zur Hand, köstlich, gesund und in Gerichten immer ein Blickfang.

Spezialität aus dem Iran. Frisch gepresster oder fermentierter Granatapfelsaft ist als gesundes Getränk weit verbreitet. Als Grenadinesirup verarbeitet, gibt der Granatapfel verschiedenen Cocktails seinen fruchtigen Geschmack.

## Gesunder Start in den Tag

*Halbieren Sie einen Granatapfel, die eine Hälfte pressen Sie aus, aus der anderen lösen Sie die Kerne heraus. Lassen Sie ein Müsli Ihrer Wahl in dem Saft anquellen, mischen Sie alles mit Joghurt und heben Sie am Schluss die Kerne darunter. Wer mag, kann zum Schluss noch Pistazienkerne aufstreuen.*

## Lange Tradition

Granatäpfel sind zweifellos gesund, auch wenn nicht alle ihnen nachgesagten Wirkungen wissenschaftlich belegt sind. Die über 5.000-jährige Tradition der Verwendung von Granatapfelsaft und der Umstand, dass der Baum bereits den alten Ägyptern als heilig galt, sprechen jedoch für sich. Zweifelsfrei enthält die Frucht Vitamin C und K, Calcium, Eisen, aber auch Folsäure und reichlich Kalium. Der Rohsaft ist dank darin enthaltener Punicalgine ein wirksamer Gegner von freien Radikalen. Der Gehalt an Polyphenolen im Granatapfel übertrifft sogar Rotwein, Cranberry- und Blaubeersaft. Er hat die 3–4-fache antioxidative Kapazität (TEAC-Test) von Rotwein oder Grüntee und einen ORAC-Wert (siehe Seite 17) von 3.027 TE. Die Granatapfel-Polyphenole können oxidativen Stress nicht nur direkt reduzieren, sondern stärken vor allem auch die körpereigenen Schutzsysteme.

## Gesundheitliche Vorzüge und Besonderheiten

- Polyphenole unterstützen die Gewichtskontrolle, hemmen Entzündungen, wirken sich günstig auf die Hirnfunktion aus und senken die Cholesterinwerte.
- In einer Studie der Johns Hopkins Universität wurde die Wirksamkeit von Granatapfel-Antioxidantien bei Prostatakrebs bestätigt. Auch bei anderen Krebsarten bietet der Granatapfel möglicherweise gesundheitliche Vorteile.
- Der Granatapfel ist wirksam bei Herzerkrankungen sowie Erkrankungen des Herz-Kreislauf-Systems und reduziert Entzündungen.
- Inhaltsstoffe des Granatapfels können Magengeschwüre lindern, Gelenkbeschwerden verbessern und Demenz vorbeugen.
- Frischer Saft gilt als Heilmittel für die Leber. Ganz nebenbei soll er auch *Candida albicans*, den lästigen Pilz, der gerne Darmbeschwerden, Hautausschläge, Scheideninfektionen, Kopfschmerzen, chronische Müdigkeit und vieles mehr verursacht, vertreiben.

Als Aphrodisiakum ist Granatapfel ein Geheimtipp. Wissenschaftler der University of Edinburgh haben gezeigt, dass eine Tasse Saft pro Tag einen signifikanten Anstieg des Testosteron-Spiegels verursacht! Dieser Hormonanstieg steigert die Lust auf Sex von Mann und Frau gleichermaßen, wirkt potenzfördernd und erhöht die Libido.

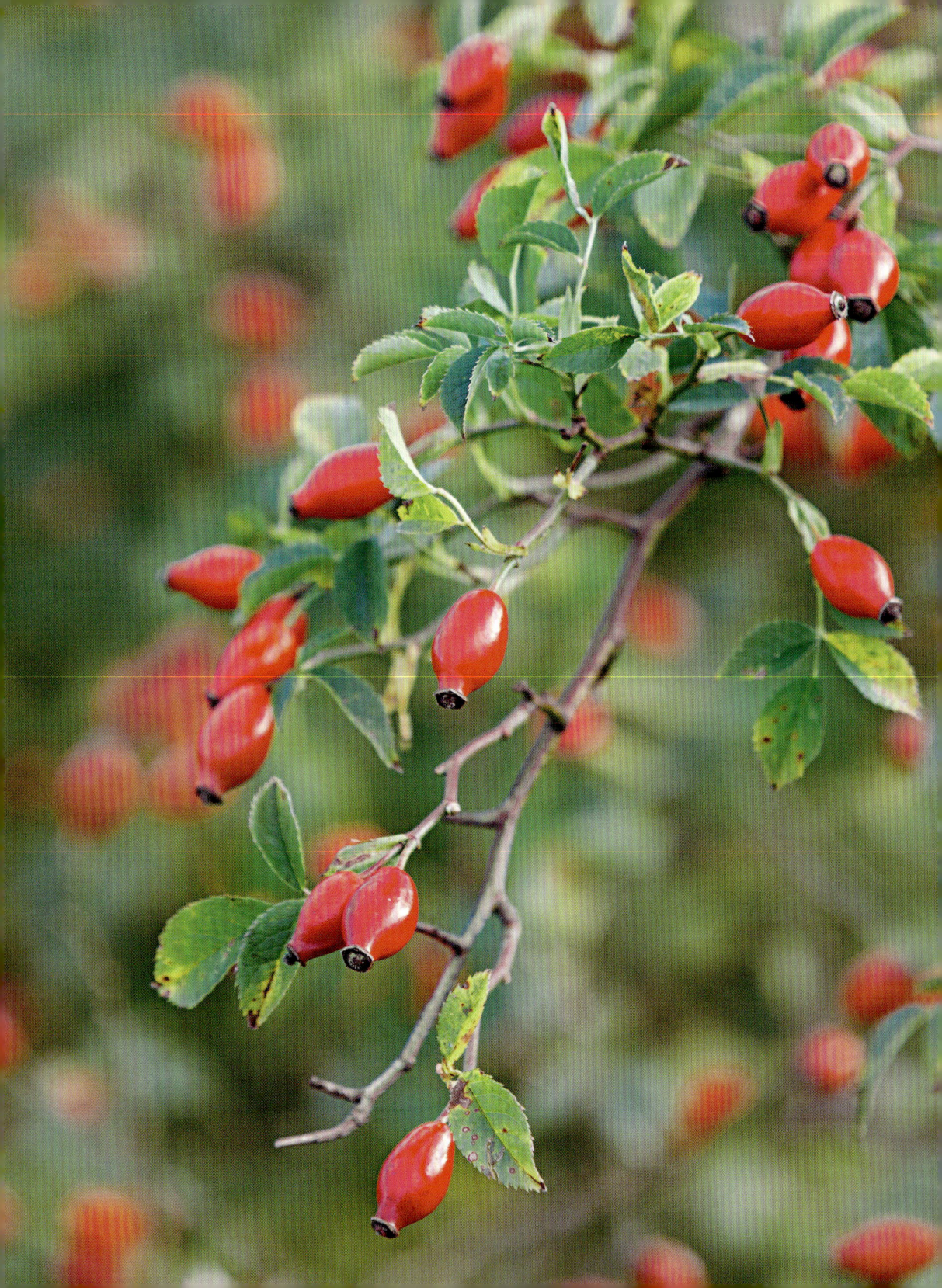

# Hagebutte

Hagebutten sind die Früchte verschiedener Wildrosenarten. Spricht man von Hagebutten, sind meist jene der Hunds- oder Heckenrose gemeint. Im Herbst setzen sie mit ihren leuchtend roten Schalen Farbtupfer im Garten und sind noch dazu echte Vitaminbomben!

## Hagebutten im Garten

Die Heckenrose *(Rosa canina)* erreicht bis zu 3 m Höhe. Sie mag einen sonnigen, Standort, 4–5 Stunden Sonne am Tag sind das Minimum. Obwohl sie anspruchslos ist, sollte man vor der Pflanzung gute Rosenerde und Kuhmist in den Boden einarbeiten. Die beste Pflanzzeit ist zwischen Oktober und April. In der Anwachsphase dürfen die Wurzeln nicht austrocknen. Hierbei hilft eine Mulchschicht aus Laub oder Rindenmulch, die zugleich auch vor Frost schützt. Ein regelmäßiger Rückschnitt ist nicht nötig.

## Ernten & verwenden

Hagebutten reifen zwischen Mitte September und November, erkennbar an der knallroten Schale. Wer sie roh naschen möchte, sollte warten, bis sie den ersten Frost abbekommen haben, dann werden sie weich und schmackhafter. Im Inneren befinden sich zahlreiche kleine Nüsschen, die von einem leichten Flaum umhüllt sind, der bei Hautkontakt Juckreiz verursacht. Diese also vor der weiteren Verarbeitung oder vor dem Rohverzehr sorgfältig entfernen (Handschuhe!). Wer sich die Arbeit sparen will, kann die gewaschenen Hagebutten knapp mit Wasser bedeckt etwa 10 Minuten weichkochen und dann durch ein feines Sieb passieren. Hagebutten können neben dem Rohverzehr zu Mus, Marmelade, Gelee, Tee, Saft, Wein, Likör verarbeitet werden.

## Die Zitrone des Nordens

Hagebutten enthalten je nach Art und Boden im Rohzustand zwischen 400 und 1.500 mg Vitamin C pro 100 g Frucht. Im Vergleich dazu bringt es die Zitrone nur auf 53 mg! Es gibt sogar Wildrosenzüchtungen, deren Hagebutten bis zu 3.000 mg Vitamin C enthalten: Schon 3 g Hagebutten reichen aus, um den Tagesbedarf reichlich zu decken. Das hat ihnen den den Namen »Zitrone des Nordens« eingebracht. Zudem enthalten Hagebutten B-Vitamine, Provitamin A, Mineralstoffe, Spurenelemente, Galaktolipide, Gerbstoffe, ätherische Öle sowie Pektin.

### Gesundheitliche Vorzüge und Besonderheiten

- Vitamin C ist ein wichtiges Antioxidans, das die Zellen vor freien Radikalen schützen kann. Auch für viele andere Stoffwechselvorgänge ist es lebenswichtig.
- Galaktolipide, die aus ungesättigten Fettsäuren und Zucker bestehen, lindern Schmerzen und machen Gelenke wieder beweglicher.
- Hagebuttentee hilft bei Erkältungskrankheiten, Entzündungen im Rachenbereich und wirkt besonders bei Fieber durststillend.

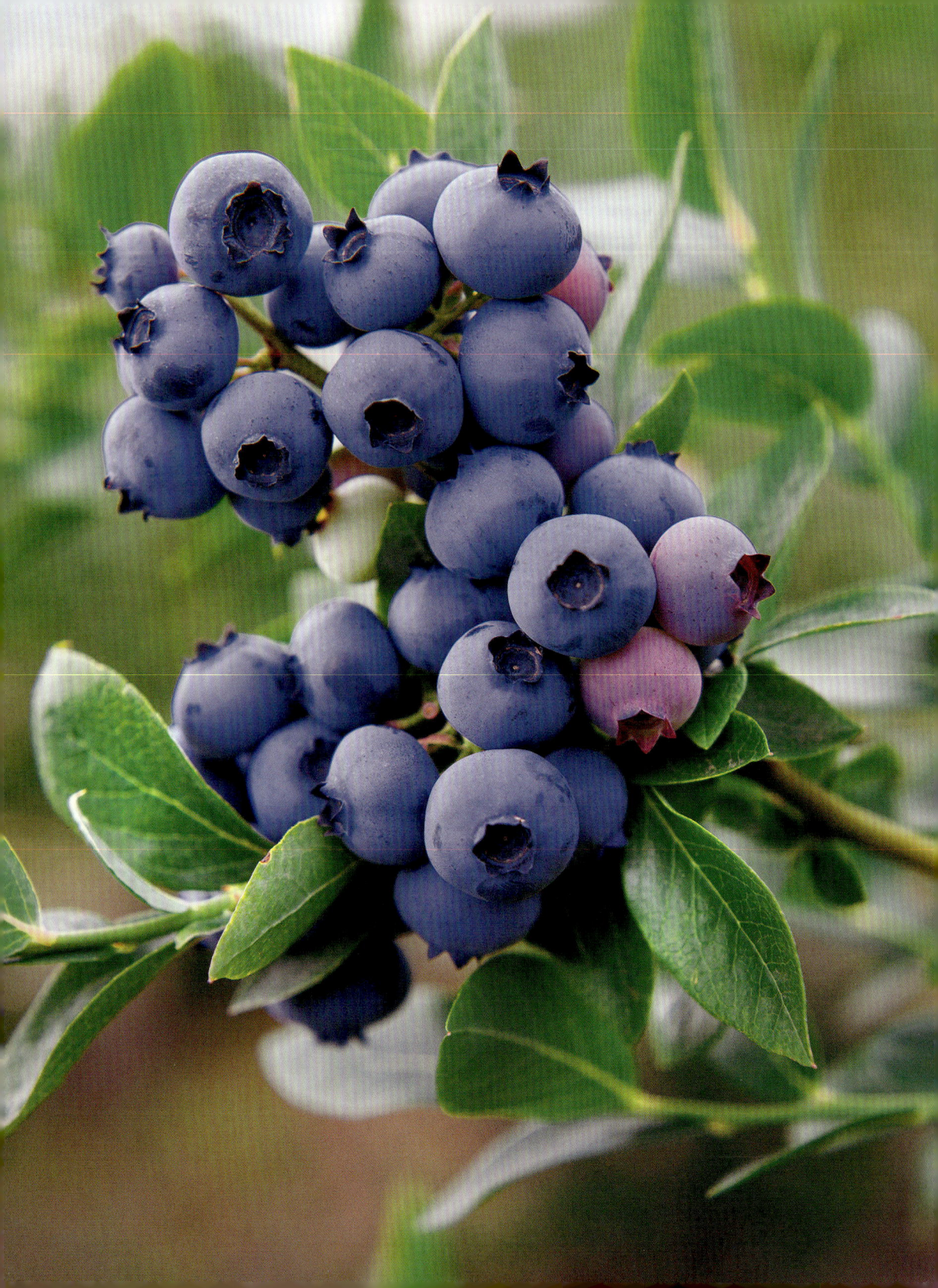

# Heidelbeere

Heidelbeeren zählen zu den gesündesten Lebensmitteln der Welt, schon drei Portionen pro Woche sollen genügen, das Herzinfarkt-Risiko deutlich zu senken. Übrigens geht die tiefblaue Farbe auf Lippen und Zähnen nach dem Naschen von Heidelbeeren mit Zitronensaft wieder weg. Die meisten Kultursorten haben aber weißes Fruchtfleisch, das nicht färbt.

## Heidelbeeren im Garten

Heidelbeeren (*Vaccinium corymbosum*) werden heutzutage meistens als Kulturpflanzen angeboten. Es handelt sich dabei nicht um die heimische Art *Vaccinium myrtillus*, sondern um Kreuzungen nordamerikanischer Arten (*V. corymbosum* und *V. angustifolium*), die durch Züchtung optimiert wurden. Sie benötigen durchlässigen, nicht zu trockenen, sauren Boden (pH-Wert 4–5,5) und einen sonnigen bis halbschattigen, windgeschützten Standort. Ist der Gartenboden eher neutral bis kalkhaltig, empfiehlt es sich, eine Pflanzgrube auszuheben und mit Rhododendron-Erde aufzufüllen. Alternativ eignen sich auch Gartenabfälle wie Lauberde, Nadelstreu, verrottete Kiefernrinde oder ein Torfersatz aus Kokosrinde. Die beste Pflanzzeit ist im Herbst oder zeitigen Frühjahr. Die Pflanzen gedeihen auch gut in Kübeln.

Man kultiviert die Pflanzen als mehrstämmige, bis zu 2 m hohe Büsche. Der Pflanzabstand zwischen den Büschen beträgt 1,5 m. Ein Rückschnitt kann im März erfolgen. Heidelbeeren sind selbstfruchtbar; höhere Erträge erzielt man aber, wenn mehrere Sträucher verschiedener Sorten gepflanzt werden, die sich gegenseitig befruchten. Die Blüten öffnen sich im April und Mai. Frühe Sorten reifen schon im Juli, andere dann im August.

**Pflege:** Kulturheidelbeeren sind Flachwurzler, deshalb reagieren sie besonders empfindlich auf Trockenheit. Deshalb den Boden in längeren Trockenperioden immer feucht halten, zum Gießen aber nur kalkarmes Wasser verwenden. Besonders gut gedeihen Heidelbeeren, wenn man den Boden im Wurzelbereich mit organischem Material mulcht, das die Feuchtigkeit im Boden bewahren hilft.

Die Heidelbeere braucht man nicht so kräftig zurückzuschneiden wie andere Beerensträucher. Nach etwa fünf Jahren, schneidet man überalterte Triebe auf 20 cm über dem Boden zurück oder setzt sie zurück auf kräftige Seitentriebe. Auch Triebe, die zu dicht am Boden wachsen, werden dabei entfernt. Die beste Zeit für Schnittmaßnahmen ist der Spätwinter bis zum beginnenden Laubaustrieb.

Auf kalkhaltigen Böden reagieren Heidelbeeren mit Blattbleiche (Chlorose) und setzen nur wenige Früchte an. In seltenen Fällen tritt *Vaccinium*-Wurzelfäule auf. Die betroffenen Pflanzen sind nicht zu kurieren, man muss sie roden und das Erdreich austauschen, bevor neue Pflanzen gesetzt werden. Schädlinge wie Blattläuse stellen keine Gefahr dar, aber Vögel sind ganz scharf auf die leckeren Beeren. Schützen Sie die Sträucher zur Reifezeit also mit einem Netz.

## Gesundheitliche Vorzüge und Besonderheiten

- Heidelbeeren enthalten hohe Konzentrationen von Stoffen, die entzündungshemmend wirken und sowohl Bakterien als auch Viren abtöten können.
- Der regelmäßige Verzehr von Heidelbeeren (etwa 90 Tage lang) kann das Bauchfett reduzieren, senkt den Cholesterinspiegel sowie den Gehalt an Triglyceriden.
- Die in Heidelbeeren enthaltenen Farbstoffe senken das Risiko von Herz-Kreislauf-Erkrankungen und von Schlaganfällen. Ebenfalls beugen sie Arteriosklerose vor.
- Heidelbeeren spielen eine wichtige Rolle bei der Prävention von Krebs, insbesondere von Darmkrebs.
- Bei Nachtblindheit wird der Heidelbeerverzehr empfohlen. Sie schützen die Netzhaut zudem vor Schäden durch Sonnenlicht und Sauerstoff.
- Heidelbeeren sind pektinreich. Pektine binden Flüssigkeit im Darm und helfen bei Durchfall. Pektine binden aber auch freie schädliche Radikale. Der Alterungsprozess wird verlangsamt. Ihre Fähigkeit, freie Radikale auszuschalten, schützt uns allgemein vor alltäglichen Belastungen durch Pestizide, Sonneneinstrahlung und Schwermetallen.
- Der glykämische Index (GI) von Heidelbeeren liegt bei 50 und gilt daher als niedrig. Sie eignen sich deshalb besonders für Diabetiker.

## Ernten & verwenden

Die Erntezeit zieht sich über Wochen hin, bei späten Sorten können bis in den September hinein Beeren geerntet werden. Mit der Ernte sollte man warten, bis die Beeren richtig tief blau ausgefärbt sind – erst dann haben sie ihr Aroma voll entwickelt.

**Verwenden:** Die Früchte eignen sich für den Frischverzehr, dann schmecken sie am besten. In der Küche gibt es keine Grenzen für die Verwendung der blauen Wunderbeeren: Sie eignen sich zum Bereiten von Konfitüre, zum Einkochen und Einfrieren, für Kuchen, Desserts, Muffins, Torten, Smoothies, Kompott, Gelee, Konfitüre und – wenn die Ernte ertragreich ist – kann man sie für einen zünftigen Heidelbeerwein oder Sirup verwenden. In Form von Soße oder Kompott passen sie auch zu Fleischgerichten, insbesondere zu Wild.

Im Kühlschrank sind Heidelbeeren nur wenige Tage haltbar. Da die Beeren druckempfindlich sind, verteilt man sie dazu besser auf einem Teller. Man kann sie aber bedenkenlos einfrieren. Ihre Qualität verbessert sich dabei sogar noch. Beim Einfrieren gebildete Eiskristalle brechen die Struktur des Pflanzengewebes auf und erhöhen so die Verfügbarkeit der Anthocyane.

Heidelbeeren lassen sich auch gut an der Luft trocknen. Dazu werden sie einige Sekunden blanchiert und dann auf einem Backpapier in der Sonne oder auf einer Ofenplatte getrocknet. Sobald sie hart sind, sind sie fertig getrocknet und können in geschlossenen Dosen aufbewahrt werden. Eine gesunde Alternative für den kleinen Hunger zwischendurch.

## Heidelbeer-Muffins

*Waschen Sie etwa 200 g frische Beeren und stellen sie beiseite. Nun 100 g erwärmte Butter, 150 g Zucker, 2 Eier, 100 g Joghurt mit einem Handmixer schaumig aufschlagen. Anschließend 250 g Mehl, 2 TL Backpulver, eine Prise Salz und etwas abgeriebene Zitronenschale dazugeben und alles zu einem Teig verrühren. Die Hälfte der Blaubeeren unter den Teig mischen und mit diesem vorbereitete Muffin-Förmchen halb füllen. Die restlichen Beeren auf den Förmchen verteilen und in den Teig eindrücken. Nun alles im vorgeheizten Backofen bei 200 °C etwa 25–30 Minuten backen. Die Muffins mit Puderzucker bestäuben, etwas abkühlen lassen und am besten noch warm servieren – dann schmecken sie am besten!.*

## Beerenstark

Heidelbeeren haben es in sich und gelten zu recht als Superfood. Sie sind antioxidative Power-pakete par excellence. 100 g frische Heidel-beeren haben einen ORAC-Wert von 5.562 TE (siehe Seite 17). Ihre blaue Farbe verdanken sie den hohen Mengen Anthocyaniden, die in den Zellen freie Radikale neutralisieren helfen und chronischen Erkrankungen sowie Entzün-dungen vorbeugen. So wirken die Beeren pro-phylaktisch gegen Herzerkrankungen, helfen aber auch bei Hämorrhoiden, Krampfadern und Magengeschwüren. Allgemein halten sie Blut-gefäße frei, verhindern die Bildung von Ab-lagerungen in den Blutgefäßen und sind daher eine wirksame Vorbeugung gegen Arterioskle-rose. Schon drei Portionen pro Woche sollen

laut einer US-Studie genügen, das Herzinfarkt-Risiko deutlich zu senken und auch die Blut-zuckerregulierung messbar zu verbessern. Doch was steckt noch alles in den Beeren?

Heidelbeeren bieten Nervenzellen Schutz vor Schädigung durch Sauerstoff und freie Radikale. Gedächtnis- und Gehirnleistung verbessern sich, das Alzheimer-Risiko sinkt. Eine Studie hat ergeben, dass der regelmäßige Verzehr von Heidelbeeren schon nach zehn Wochen das Erinnerungsvermögen deutlich verbessert. Auch andere kognitive Probleme, die besonders im Alter auftreten, waren verringert. Die Senkung von oxidativem Stress in Nervenzellen führt offenbar zu einer deutlichen Verbesserung ihrer Funktionen.

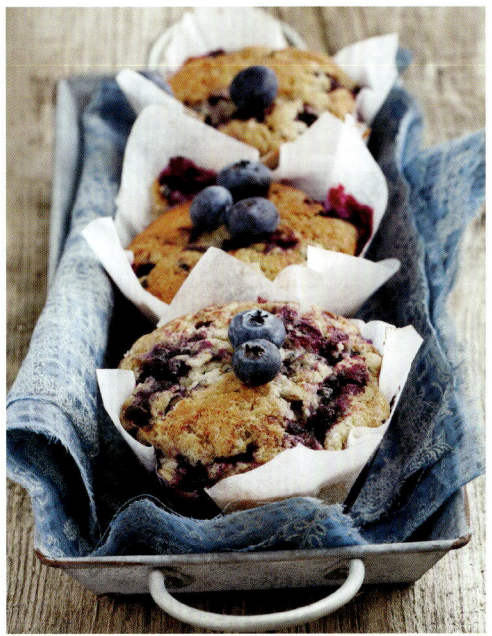

● Muffins sind schnell gemacht, ideal zu portionieren und mit Heidelbeeren einfach unwiderstehlich.

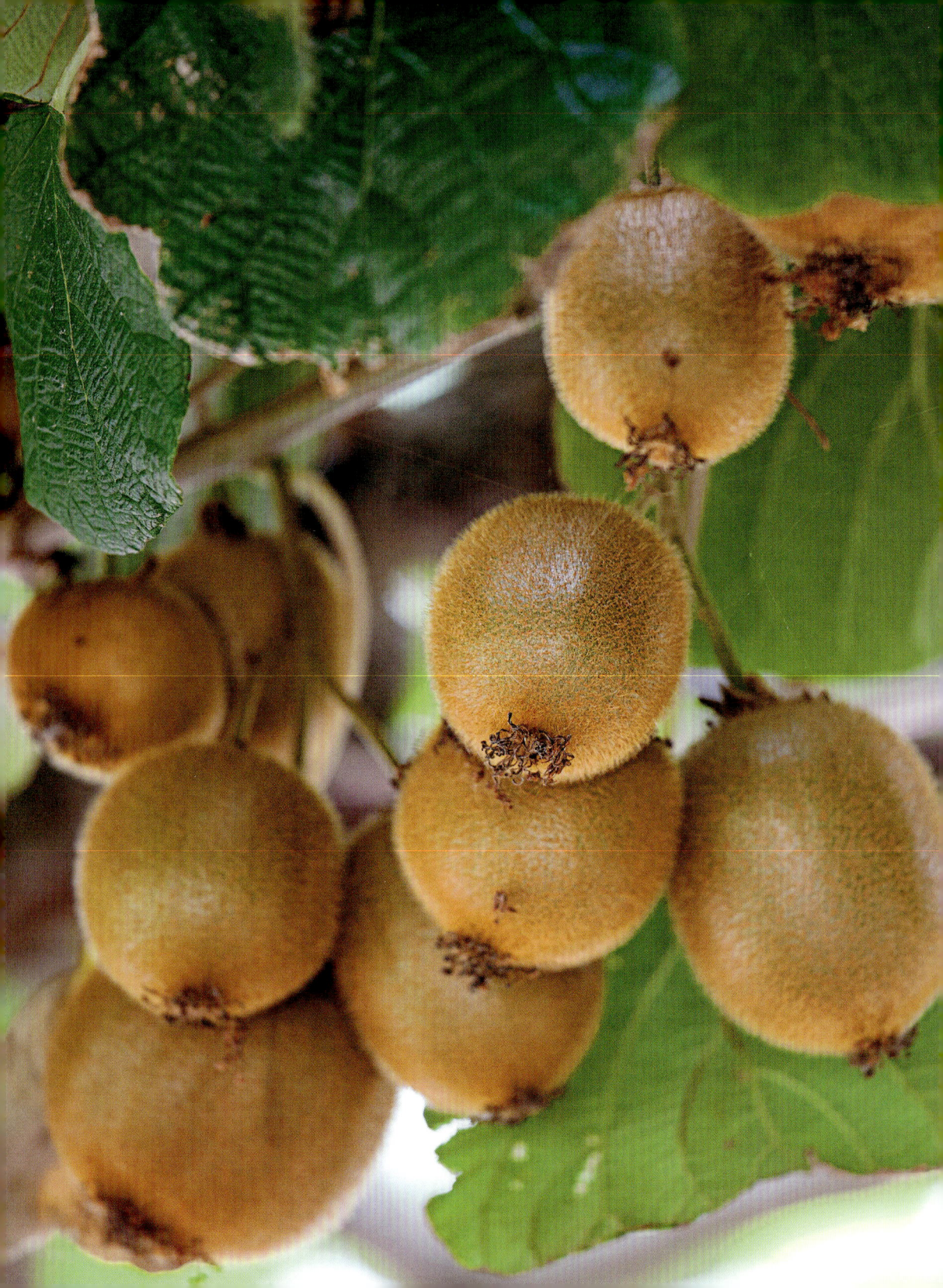

# Kiwi

Die auch als Chinesische Stachelbeere bezeichnete Kiwi stammt ursprünglich aus Ostasien, obwohl sie in Neuseeland etabliert und von dort aus erfolgreich vermarktet wurde. Dank wenig Kalorien und viel Inhaltsstoffen ist sie ideal für eine gesundheitsbewusste Ernährung.

## Kiwi im Garten

Die nicht winterharte Kiwi (*Actinidia chinensis*) entwickelt bis 12 m lange Ranken. Es gibt aber auch weniger wüchsige Sorten, die sich als Kübelpflanze für den Balkon eignen. Eine winterharte Sorte ist 'Weiki', die auch bei uns im Freien angebaut werden kann. Sie verträgt Temperaturen bis zu −30 °C. Kiwis gedeihen am besten an sonnigen, geschützten Standorten, etwa vor einer Südwand. Sie brauchen eine stabile Rankhilfe und fruchtbaren, durchlässigen, neutralen Boden mit einem pH-Wert von 6,5–7. Einige Kiwiarten, z. B. 'Jenny', sind selbstfruchtbar, andere nicht. Weibliche Sorten wie 'Hayward' und 'Bruno' brauchen eine männliche Sorte wie 'Tomuri' als Befruchter in der Nachbarschaft. Damit sich reichlich Früchte und nicht nur Laub entwickeln, müssen Kiwis zwei Mal jährlich beschnitten werden, das erste Mal im Spätwinter, das zweite Mal nach dem Ansetzen der Früchte.

## Ernten & verwenden

Die hühnereigroßen, behaarten, olivgrünen bis braunen Früchte sind im Oktober erntereif und weich. Im besten Fall sind für den Verzehr geerntete Kiwis noch hart und haben eine straffe, nicht verschrumpelte Schale. An einem kühlen, trockenen Ort halten sie sich etwa einen Monat. Eine etablierte Pflanze bringt einen Ertrag von 10–15 kg Früchte. Sie können frisch verzehrt oder beispielsweise zu Konfitüre verarbeitet oder als Smoothie getrunken werden. Zum Einfrieren schält und püriert man Kiwifrüchte.

## Snack für Sportler

Kiwi eignen sich hervorragend zum Abnehmen: Sie haben doppelt so viel Vitamin C wie eine Orange und gleichzeitig kaum Kalorien. Bereits eine große Kiwi deckt den Tagesbedarf an Vitamin C. Hinzu kommen Vitamin E, B-Vitamine, Folsäure, Mineralstoffe, Ballaststoffe und Omega-3-Fettsäuren. Besonders für Diabetiker und Sportler eignet sich Kiwi als Bestandteil einer ausgewogenen Ernährung. Roh mit Milchprodukten vermischt, nehmen sie schnell einen bitteren Geschmack an. Schuld ist das in ihnen enthaltene Enzym Actinidin, das Eiweiße spaltet. Auf der anderen Seite hilft Actinidin bei der Verdauung von Eiweiß. Kiwi ist die einzige Frucht, die Actinidin enthält, was sie einzigartig macht.

## Gesundheitliche Vorzüge und Besonderheiten

- Kiwi stärken die Nerven, da sie B-Vitamine und Magnesium enthalten.
- Kiwi bringen den Kreislauf in Schwung und stärken das Herz.
- Sie liefern Ballaststoffe und beugen Verstopfungen vor.

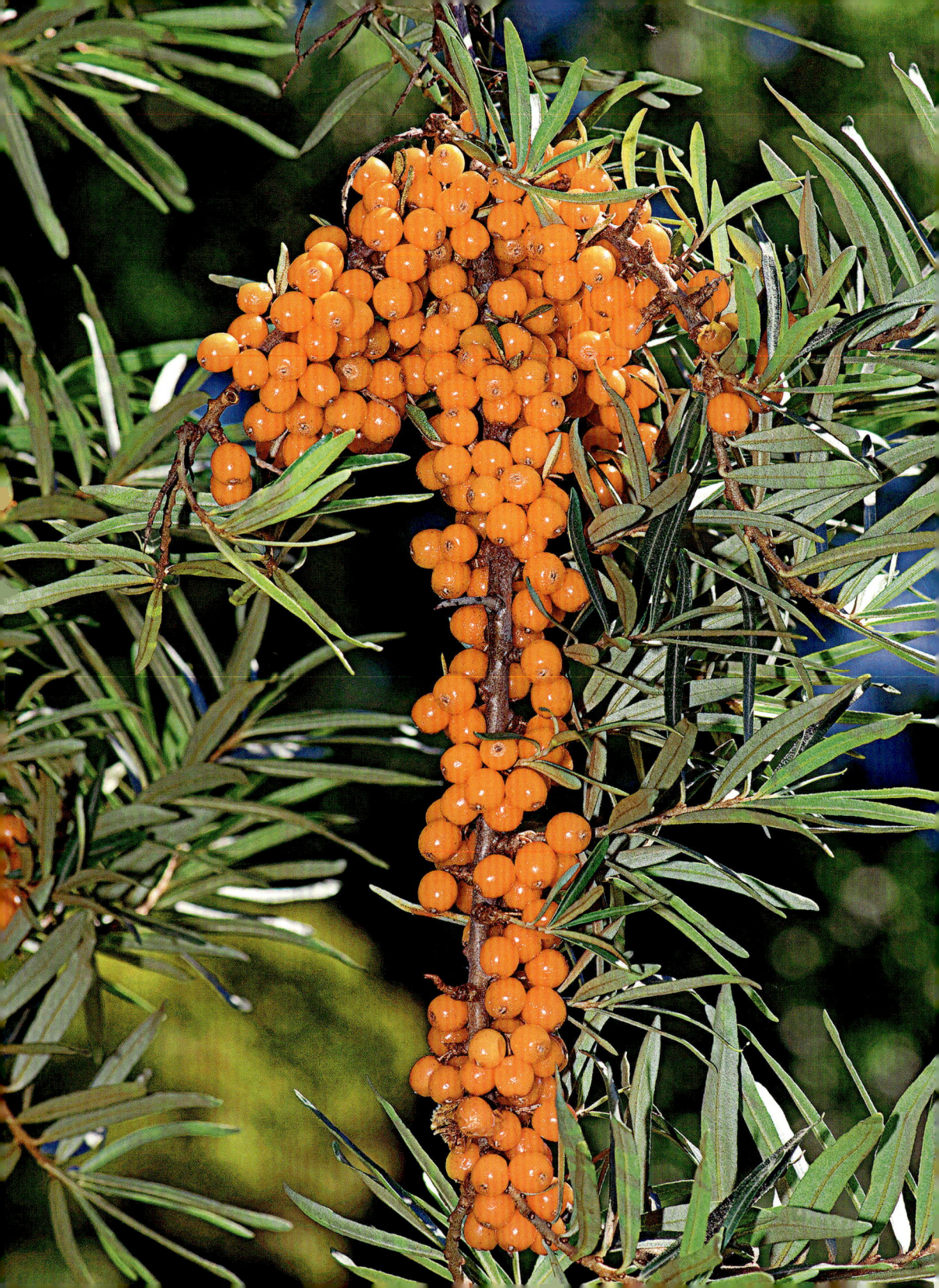

# Sanddorn

Sanddorn ist ein heimisches Wildobst, das wegen seiner vitaminhaltigen Beeren kultiviert wird. Die kleinen orangeroten bis gelben Früchte des zu den Ölweidegewächsen gehörenden Dornbuschs enthalten zehnmal so viel Vitamin C wie Zitronen.

## Sanddorn im Garten

Der in Mitteleuropa heimische Sanddorn *(Hippophae rhamnoides)* braucht im Garten viel Platz. Die bis zu 5 m hohen und 3 m breiten Sträucher treiben Ausläufer und bilden im Alter dickichtartige Gruppen. Der Strauch verlangt einen vollsonnigen Standort und sandigen oder kiesigen, gut durchlässigen, kalkhaltigen Boden (pH-Wert höher als 7), der nicht zu humusreich sein sollte. Ansonsten ist Sanddorn sehr pflegeleicht, da er weder gewässert noch gedüngt werden muss. Sanddorn ist zweihäusig, man braucht daher viel Platz, da mindestens zwei Sträucher gepflanzt werden müssen. Achten Sie beim Pflanzen auf die Hauptwindrichtung: Die weibliche Pflanze sollte im Windschatten der männlichen stehen.

## Ernten & verwenden

Die Früchte reifen ab September. Die Ernte ist mühsam, nicht nur wegen der spitzen Dornen, sondern weil sie beim Abstreifen schnell platzen. Tipp: Legen Sie ein Tuch unter den Strauch und schneiden Sie die Früchte mit der Schere ab oder streifen Sie diese vorsichtig mit einer Gabel ab. Sie können auch gleich die vorderen früchtetragenden Triebe samt Beeren komplett abschneiden. Die sauren Beeren können nicht roh genossen werden. Sie müssen einige Minuten gekocht werden; dann kann man sie pürieren, durchsieben und zu Saft oder Marmelade verarbeiten. Ein echter Powerdrink: Mixen Sie 1 EL Sanddornsaft, 4 EL Karottensaft mit einer Tasse Kokoswasser und einer Handvoll Cashewnüssen. Auch für andere Dinge eignen sich die Beeren, z. B. für Gelee, Kuchen, Sirup, Suppe und Likör.

## Goldfrucht für Veganer

Sanddorn besitzt einen sehr hohen Gehalt an Vitamin C. Außerdem gehört er zu den wenigen pflanzlichen Nahrungsmitteln, die Vitamin $B_{12}$ enthalten, was ihn besonders für Veganer interessant macht. Und das Fett für die optimale Aufnahme der Vitamine liefert er in Form von ungesättigten Fettsäuren gleich mit. Hinzu kommen Mineralstoffe wie Zink, Eisen, Kupfer, Kalium und Kalzium, Bitter- und Gerbstoffe, Flavonoide und Karotinoide.

## Gesundheitliche Vorzüge und Besonderheiten

- Sanddornsaft wirkt entzündungshemmend, beugt Arteriosklerose vor und senkt den Cholesterinspiegel. Er wirkt fiebersenkend und hilft bei Konzentrations- oder Kreislaufproblemen.
- Flavone und Karotinoide helfen gegen Müdigkeit, Zahnfleischbluten und bei der Stärkung der Immunabwehr.

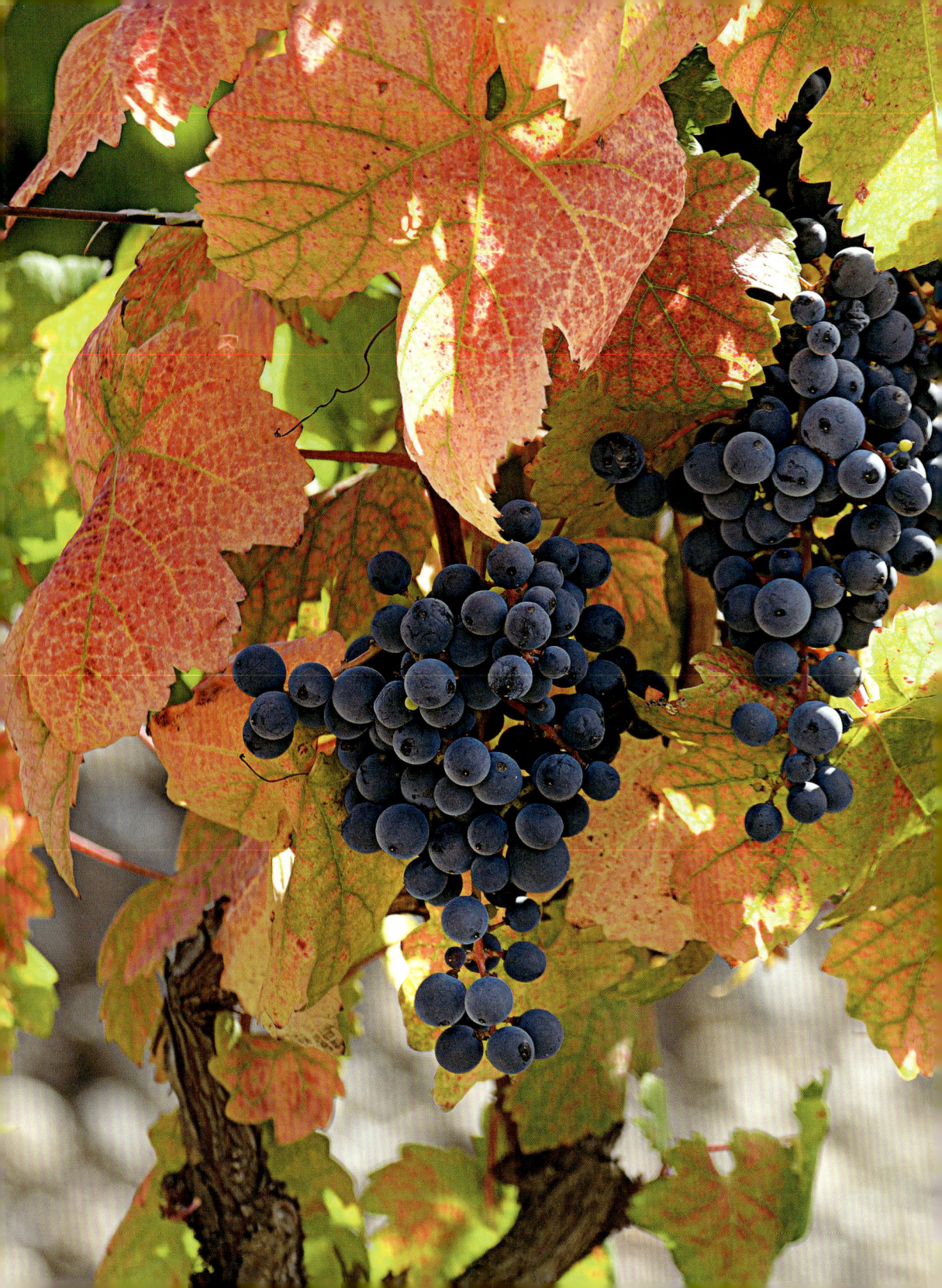

# Weintraube

Weinreben zählen zu den ältesten Kulturpflanzen der Welt. Mittlerweile sind mehr als 16.000 verschiedene Rebsorten bekannt. Doch egal welche Sorte oder Farbe und ob aromatisch herb oder zuckersüß: Man sollte sie alle naturbelassen, also ungespritzt genießen, da neben den wertvollen Kernen gerade in und direkt unter der Schale die meisten Ballast- und Nährstoffe stecken, die die Früchte so gesund machen.

## Tafeltrauben im Garten

Weinreben (*Vitis vinifera*) mögen es so sonnig und so warm wie möglich. Inzwischen gibt es auch Sorten, die in rauerem Klima gedeihen können. Der Boden muss tiefgründig gelockert und durchlässig sein und sollte einen pH-Wert von 6–7,5 haben. Er kann trocken und steinig sein, darf aber nicht zu viele Nährstoffe enthalten, weil die Reben sonst viel Laub und wenige Früchte bilden. Staunässe ist Gift für Reben.

Die Kultur erfolgt entweder an einem Spalier vor einer Wand oder an waagerecht gespannten, von Pfählen gestützten Drähten. Rechnen Sie mit 3–4 m² Mauer- oder Wandfläche pro Rebe und einem Abstand von 2–3 m zwischen den einzelnen Pflanzen. Beste Pflanzzeit ist an frostfreien Tagen im Spätherbst. Beim Einpflanzen muss die Veredelungsstelle knapp 3 cm über dem Erdboden stehen, damit das Edelreis keine eigenen Wurzeln ausbildet.

Im zeitigen Frühjahr wird etwas Dünger in die oberste Bodenschicht eingearbeitet. Neu gepflanzte Reben müssen bei Trockenheit im Frühjahr und Sommer gegossen werden. Ältere Weinstöcke brauchen das in der Regel nicht mehr, da sie bis zu 20 m tief wurzeln und sich somit selbst versorgen können.

Die Blüten öffnen sich im Mai. Weinreben sind selbstfruchtbar, nur bei der Kultur im Gewächshaus muss für die Bestäubung durch Schütteln während der Blütezeit nachgeholfen werden. Um große Weinbeeren zu bekommen, werden die Früchte im Juni ausgedünnt.

**Pflege:** Damit Weinreben reichlich fruchten, muss man sie von Anfang an gut erziehen. Der erste Trieb bildet den Stamm. Man lässt ihn erst einmal in die Höhe wachsen, wobei er eine Stütze benötigt, an die er angebunden wird. Auf den unteren 40 cm werden während des Wachstums alle seitlichen Knospen entfernt, so entsteht ein Stamm mit dem Haupttrieb am oberen Ende. Diese Wuchsform beugt Krankheiten vor, die vom Boden ausgehend die Blätter befallen könnten.

Geschnitten wird, wenn der strengste Frost vorüber ist, aber nicht zu spät, denn ab Mitte März würde die Rebe zu sehr »bluten«! Im Frühjahr dünnt man auf zwei Triebe je Fruchtspieß aus, im Sommer wird üppiges Laub zurückgeschnitten, damit Sonne an die Trauben kommt. Im zweiten bis vierten Jahr treibt die Rebe lebhaft Seitentriebe aus dem Haupttrieb. Diese kappt man jeweils nach der vierten Knospe. Nur der oberste Seitentrieb wird oberhalb der fünften oder sechsten Knospe gekappt. Die ersten Weintrauben kann man erst im zweiten Jahr ernten, da Reben an einjährigem Holz fruchten, das auf zweijährigem Holz steht.

**Sorten:** Besonders empfehlenswert für den Garten sind resistente Tafeltrauben. Sie müssen nicht gespritzt werden und sind gegen die gängigsten Erkrankungen gefeit. Ein Beitrag zum aktiven Umweltschutz bei optimaler Qualität und Geschmack. Empfehlenswerte Sorten sind: 'Bianca', 'Birstaler Muskat', 'Calastra', 'Campbell early', 'Fanny' oder 'Ganita'.

## Ernten & verwenden

Die Trauben sind reif, wenn sie ihre Farbe geändert haben, z. B. von grün auf gelb-grün oder rot-blau übergangen sind. Im Ganzen, an einem trockenen Tag vom Spalier geschnitten, halten sie sich an einem kühlen, trockenen Ort lange.
**Verwenden:** Reine Dessertsorten werden frisch verzehrt, Sorten zur Weinherstellung können sowohl frisch genossen als auch zu Saft und Wein verarbeitet werden. Gut gewaschen sind Weintrauben einer der beliebtesten Obst-Snacks überhaupt. Aber auch die Verwendung frischer Trauben in Müslis, Obstsalaten, Quark und als Kuchenbelag ist sehr vielseitig. Auch geschmort mit Fleisch, als Suppe oder in süßen Aufläufen machen sie eine gute Figur.

Weinblätter werden im frühen Sommer gesammelt, wenn das Gewebe noch zart ist. Getrocknet geben sie einen Tee, der ein wenig herb schmeckt und bei Durchfall helfen soll.

---

## Dolmades

*Ein Klassiker sind Dolmades, gefüllte Weinblätter. Dazu blanchiert man die frischen Blätter und gibt eine Portion Füllung auf die Mitte, schlägt die Seiten des Blattes darüber und rollt zur Spitze hin fest auf. Nun alles in einen Topf, Öl darüber gießen, etwas Wasser angießen*

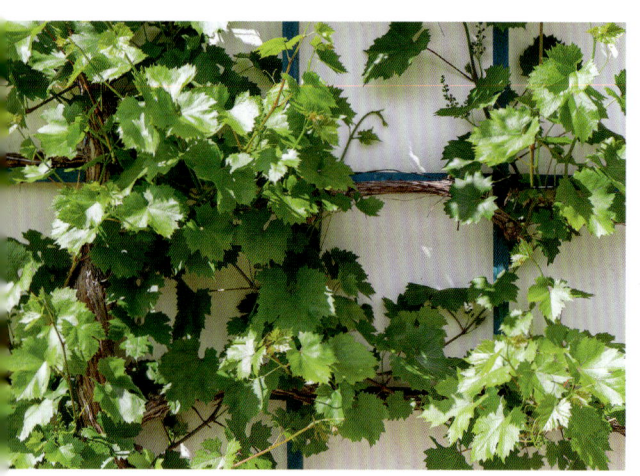

✤ Eine Rebe im Garten lohnt sich immer, es gibt inzwischen etliche Sorten für alle Lagen und Ansprüche.

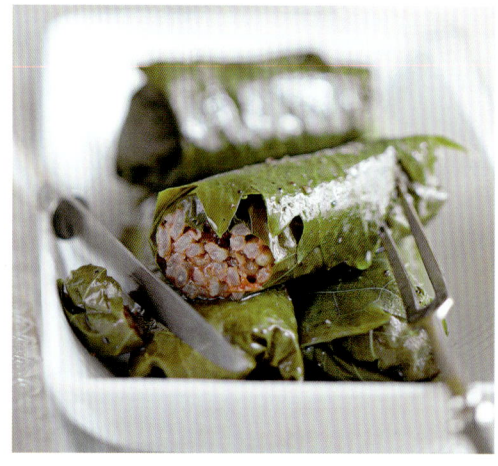

✤ Für Dolmades können auch gewaschene und in Salzlake konservierte Weinblätter verwendet werden.

*und bei geringer Hitze etwa 30 Minuten
köcheln. Die Füllung kann aus gewürztem
Reis, Pinienkernen, Korinthen, Lamm- oder
Hackfleisch bestehen. Serviert werden
Dolmades mit einer Zitronensauce.*

## Warum Weintrauben so gesund sind

Die beiden Inhaltsstoffe Resveratrol und OPC
(oligomeres Procyanidin) bilden ein fast un-
schlagbares Team und machen die Weintrauben gewissermaßen zum Superstar: Sie wirken
sich positiv auf die Durchblutung aus und beugen so Herz- und Kreislauferkrankungen vor.
OPC schützt nachweislich vor Infektionskrank-
heiten und übertrifft als Zellschutzstoff sogar
die Vitamine C und E um ein Vielfaches. Gleichzeitig kurbelt das OPC die Aufnahme der beiden Vitamine im Körper sogar noch an und hilft
zusammen mit dem Resveratrol dabei, den
Cholesterinspiegel zu senken.

Am meisten kann der Körper übrigens von den
Trauben profitieren, wenn sie mit Stielen und
Kernen entsaftet werden, denn gut ein Drittel
der wertvollen Wirkstoffe Resveratrol und OPC
stecken in den Kernen. Ähnlich ist es mit der
Farbe: Rote oder blaue Weintrauben enthalten
deutlich mehr Antioxidantien als ihre hellen
Verwandten. Auch in rotem Wein stecken mehr
wertvolle Inhaltsstoffe als im Weißwein, da
Ersterer mit Stielen und Kernen gekeltert wird.

Weintrauben enthalten zudem einen guten Mix
an Mineralstoffen und Vitaminen, wie Kalium,
Phosphor, Eisen, Magnesium, Selen, aber auch
Vitamin C und Vitamin A. Besonders wertvoll
sind sie als Lieferanten des Vitamin-B-Komple-

## Gesundheitliche Vorzüge und Besonderheiten

- Weintrauben stärken Herz und Kreislauf, halten die Arterien frei, festigen
Haut, Haare und Nägel.
- Inhaltsstoffe der Weinbeeren lindern
Gicht und Rheuma, da sie helfen,
saure Stoffwechselschlacken auszuscheiden.
- Quercetin wirkt entzündungshemmend, kann Arteriosklerose und
Thrombosen vorbeugen, reguliert den
Blutdruck und beugt Herzrhythmus-
störungen vor. Außerdem hemmt es
die Vermehrung von Viren.
- Pycnogenol hilft bei Entzündungen,
Arthritis, Herz- und Gefäßproblemen
sowie Allergien. Ebenfalls wird ver-
mutet, dass es Gehirn- und Nerven-
gewebe vor oxidativen Prozessen
schützt. Außerdem kann es die
Blutzirkulation verbessern.
- Resveratrol bremst den Alterungsprozess der Haut, repariert DNA-
Schäden, normalisiert den Insulinspie-
gel und kann helfen Leberzirrhosen
vorzubeugen.

xes, der so wichtig ist für Haut und Haare,
Muskeln, Augen, Leber und die Nerven. Außer
Vitamin B$_{12}$, das bis auf wenige Ausnahmen nur
in tierischer Kost vorkommt, enthalten Trauben
alle nötigen B-Vitamine. Weintrauben gelten als
zuverlässige Vorbeugung gegen alle Beschwerden und Erkrankungen, die durch eine Schädigung der Körperzellen entstehen.

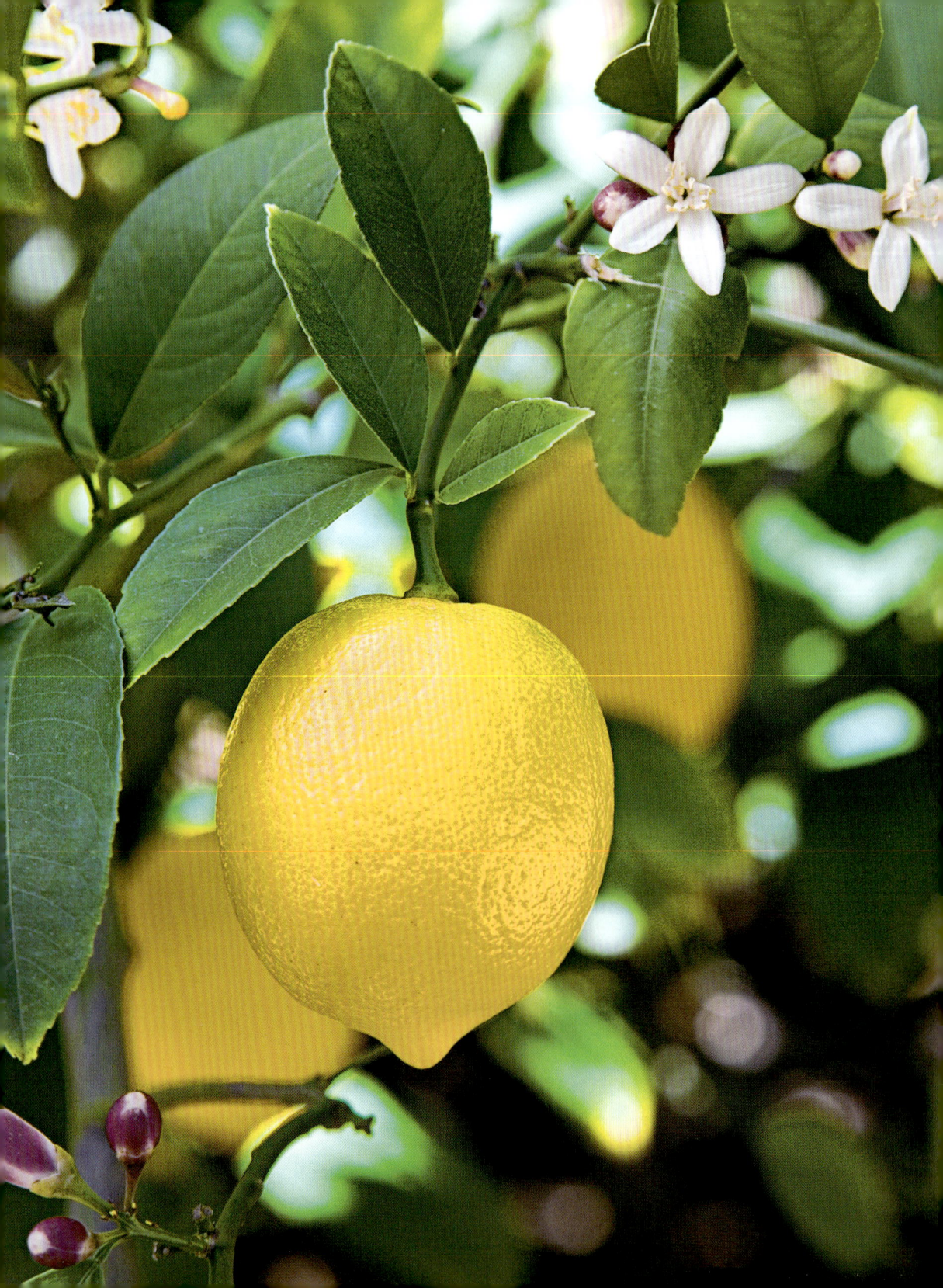

# Zitrone

Nicht nur die Werbung hat die »Zitruskraft« für aktiven Umweltschutz für sich entdeckt. Zitronen sind ein Allrounder in Sachen Küche und Gesundheit. Sie verdienen das Prädikat Superfood: Der Saft verleiht Speisen saure Frische und bringt die Verdauung in Schwung.

## Zitronen im Kübel

Einen Zitronenbaum als Kübelpflanze pflegen ist nicht schwer. Entscheidend ist der Standort: Es sollte ein windgeschützter, sonniger bis halbschattiger Platz unter freiem Himmel sein. Zitruspflanzen mögen keine Trockenheit, keine Staunässe und sie sind sehr frostempfindlich. Verwenden Sie einen auf den Bedarf der Pflanze abgestellten Dünger. Zitrusgewächse brauchen Kalk. Gießen Sie zurückhaltend mit Leitungswasser oder verabreichen Sie zusätzliche Kalkgaben. Ein ideales Winterquartier ist der Wintergarten, man kann den Zitronenbaum aber auch in einem kühlen Raum überwintern. Zitruspflanzen mögen generell keine trockene Heizungsluft. Faustregel für das Winterquartier: hell und kühl bei 4–9 °C. Bei höheren Temperaturen darf es heller sein sein, bei niedrigen Temperaturen nahe 0 °C auch dunkler.

## Ernten & verwenden

Geerntet wird, wenn die Schale der Zitronen sich kräftig gelb gefärbt hat. Schale und Saft werden sofort verwendet. Die Schale, mitsamt der weißen Innenteile, kann auch getrocknet aufbewahrt werden. Die Zitrone ist ein echter Allrounder in der Küche und vielfältig kombinierbar, egal ob herzhaft oder süß. Geriebene Zitronenschale für Kuchen und Desserts, ein paar Spritzer Saft für die Salatsoße, die leichte Sommerpasta, das Curry, zum Fisch oder zum Wiener Schnitzel. Tipp: Morgens ein Glas Ingwertee mit Zitronensaft als perfekter Fatburner für eine erfolgreiche Reduktionsdiät.

## Power-Verpackung

Zitronensaft ist reich an Vitamin C und hilft, das Immunsystem zu stärken. Daneben enthalten Zitronen reichlich ätherische Öle, Mineralstoffe und Pektine. Besonders Zitronenschalen stecken voller Vitamin, und zwar 5–10 Mal so viel wie der Saft! Ihre fruchtige Säure verleiht vielen Speisen eine angenehme Frische. Wichtig: Beim Kauf von Zitronen unbedingt darauf achten, dass es sich um ungespritzte handelt.

## Gesundheitliche Vorzüge und Besonderheiten

- Zitronensaft hat eine harntreibende Wirkung und fördert die Reinigung des Harntraktes. Er unterstützt die Verdauung und regt die Produktion von Verdauungssekreten an.
- Mit Wasser gemischt hilft Zitronensaft dem Körper, seinen Säure-Base-Haushalt zu stabilisieren.
- Zitronen haben eine antimikrobielle Wirkung gegen bakterielle Infekte und sollen auch bei Pilzen, Parasiten und Würmern wirksam sein.

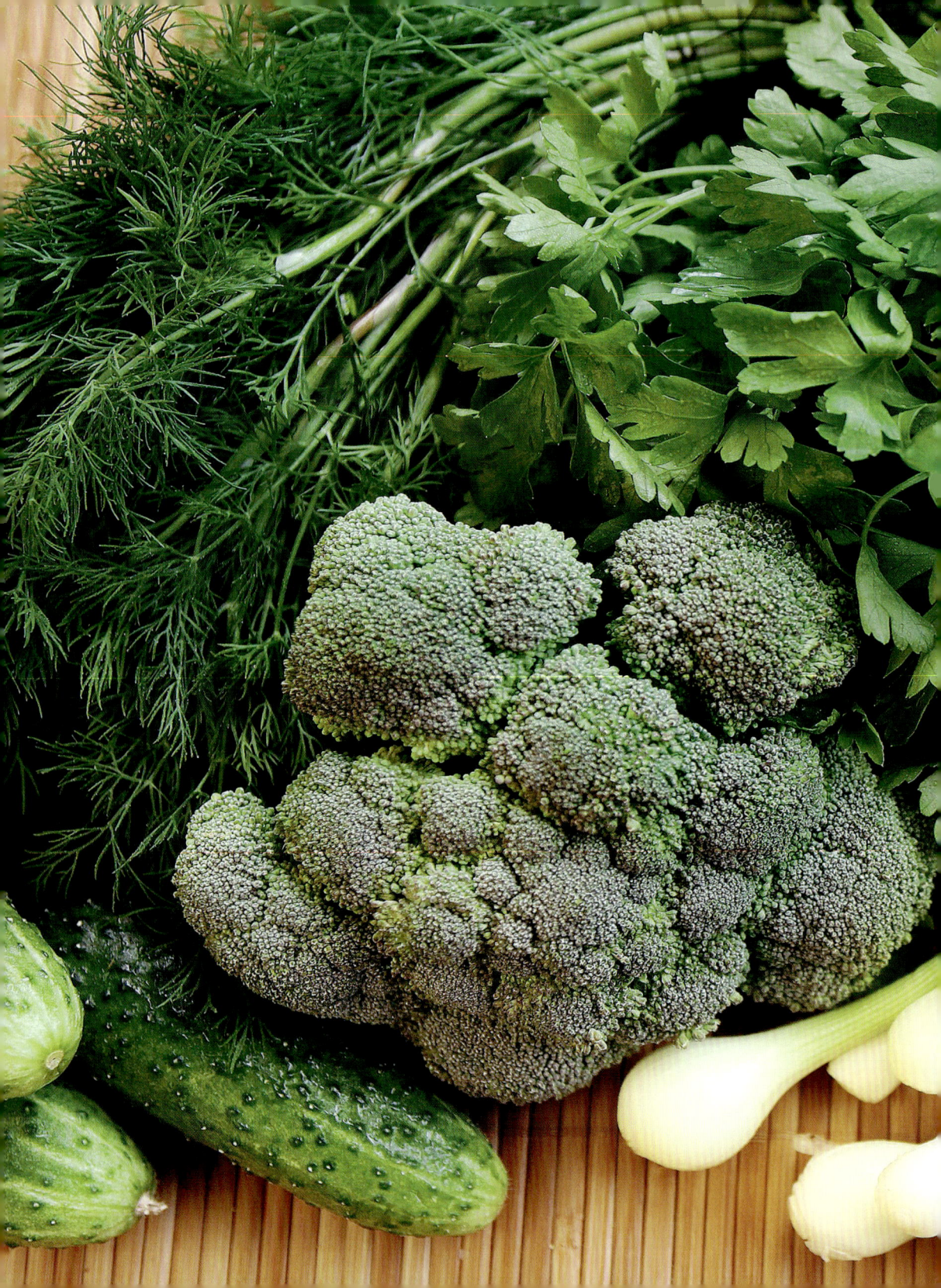

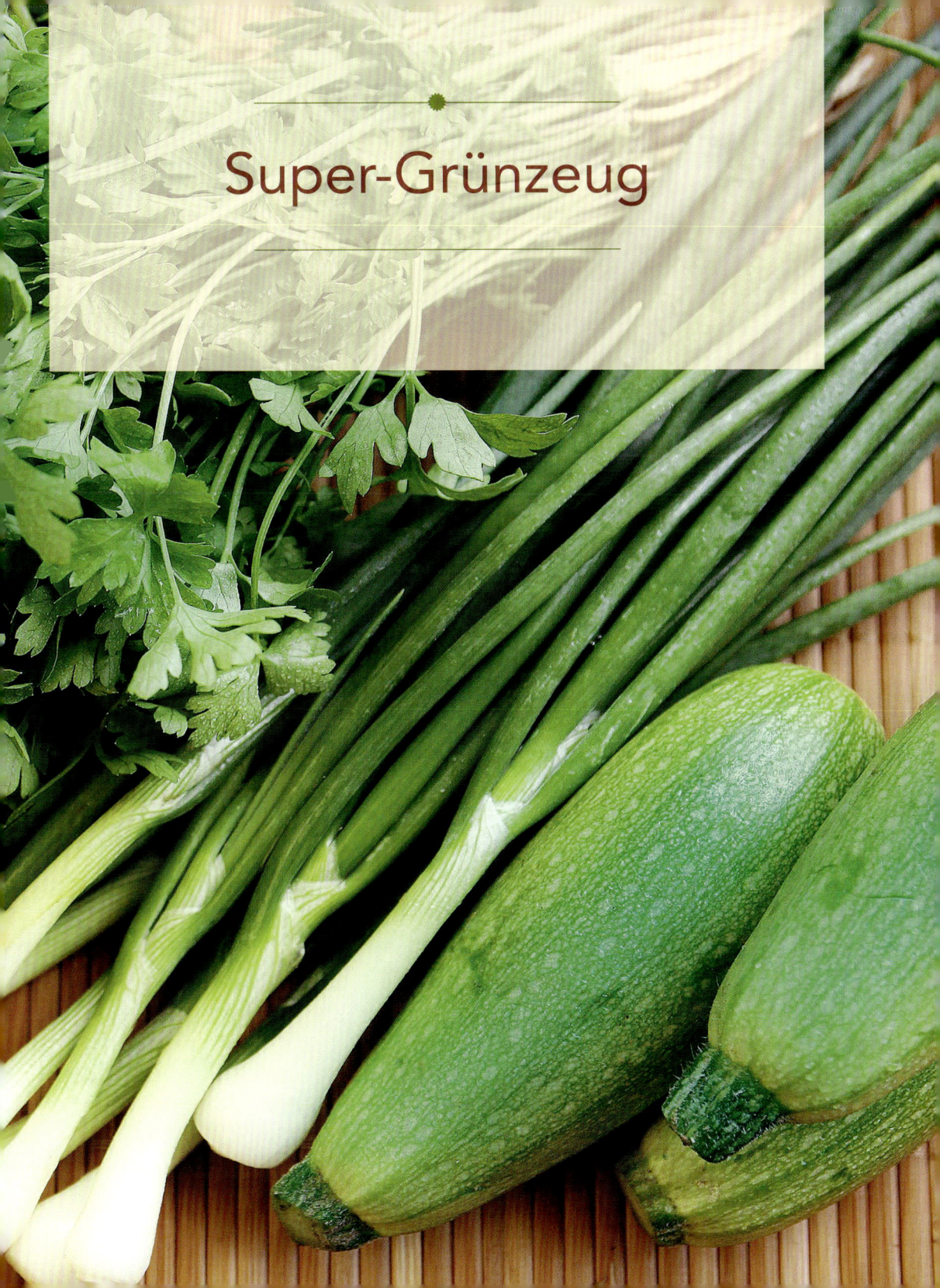

# Super-Grünzeug

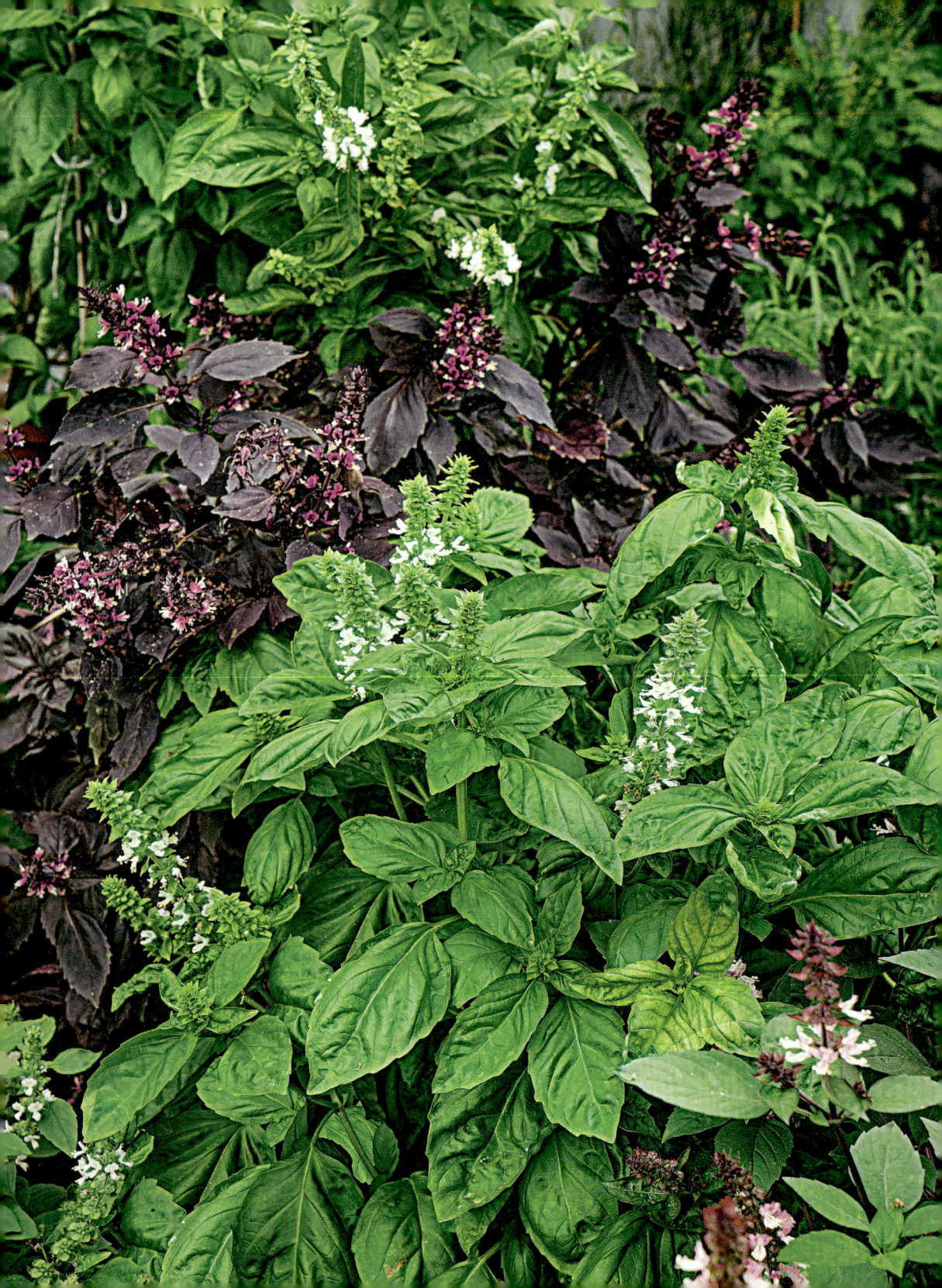

# Basilikum

Es ist der Inbegriff von Sommer und guter italienischer Küche. Für den Garten gibt es eine große Auswahl an schmackhaften und robusten Sorten, die zu kulinarischen Experimenten einladen. Auch die Wissenschaft interessiert sich dafür: Weltweit werden seine positiven Eigenschaften erforscht. Und: Die Samen gelten als das neue Superfood schlechthin!

## Basilikum im Garten

Das einjährig kultivierte Basilikum (Ocimum basilicum) hat vielfach verzweigte, aufrecht wachsende, 20–60 cm hohe Stängel mit weichen, leuchtend grünen, eiförmigen Blättern, die beim Berühren einen aromatischen Duft verströmen. Im Sommer erscheinen an den Enden der Triebe kleine, weiße Blüten, die Bienen magisch anlocken.

Basilikum, das auch Königskraut genannt wird, braucht einen möglichst lockeren, humosen, nahrhaften Boden und den wärmsten, sonnigsten und windstillsten Platz, den Sie auftreiben können. Unter 12 °C stellt das Kraut das Wachsen ein. In kühlen Regionen empfiehlt sich daher der Anbau im Gewächshaus oder auf der Fensterbank. Besonders wohl fühlt es sich auf einem Südbalkon oder auf der Terrasse.

Eine Aussaat lohnt sich, da die Jungpflanzen kräftiger sind als vorgezogenes Basilikum. Ausgesät wird ab April/Mai auf der Fensterbank oder im Gewächshaus. Drücken Sie die Samen aber nur leicht auf die Erde, Basilikum ist ein Lichtkeimer und verträgt höchstens eine sehr dünne Schicht Erde. Nach ungefähr 10–19 Tagen sollte die Saat aufgehen, sofern der Topf hell genug steht. Die optimale Keimtemperatur der Samen liegt bei 20–25 °C. Ins Freie dürfen die Pflanzen frühestens in der zweiten Maihälfte, besser Anfang Juni. Der Boden hierfür sollte warm und feucht, aber auch durchlässig, lehmig und nicht zu schwer sein. Der Pflanzabstand beträgt 25 × 25 cm.

**Vermehren:** Basilikum lässt sich spielend leicht vermehren. Eine Pflanze reicht, um sich langfristig mit den begehrten Blättern zu versorgen. Die Methode ist denkbar einfach: Schneiden Sie einen Trieb mit wenigen Blättern ab, stellen Sie diesen in ein Glas mit Wasser an einen warmen, sonnigen Standort und warten Sie ab. Innerhalb weniger Tage zeigen sich erste Wurzeln, die rasant schnell wachsen. Die bewurzelten Ableger pflanzen Sie vorsichtig in ein vorbereitetes Gefäß mit guter Erde, stellen es zunächst an einen Platz, der vor praller Sonne geschützt ist und geben ihm einige Tage zum Anwurzeln und Eingewöhnen. Sorgen Sie dafür, dass die Erde nicht austrocknet und schon bald können Sie mit der Ernte beginnen.

**Sorten:** Im Handel angeboten werden zwei für unser Klima geeignete Sorten: das Kleinblättrige Basilikum und das Großblättrige Basilikum. Doch gibt es insgesamt über 60 verschiedene Sorten, die für jeden Geschmack etwas bieten. Zitronenaroma verbreitet das Zitronenbasilikum, das zimtähnliche, pfeffrige Aroma des Thai-Basilikums kennt jeder, der ein Freund der thailändischen Küche ist. Weitere Sorten sind das Mexikanische Gewürzbasilikum, Anisbasilikum, Peruanisches Basilikum und Griechisches Strauchbasilikum. Rotblättrige Sorten wie 'Opal' wirken sehr dekorativ.

In der Mischkultur passt Basilikum gut zu Tomaten, Gurken und Kohl, aber auch zu Fenchel, Paprika, Petersilie oder Mangold. Mit anderen Kräutern wie Salbei, Thymian, Weinraute, Wermut, Zitronenmelisse und Knollenziest fühlt es sich dagegen nicht sehr wohl.

## Ernten & verwenden

Ernten Sie nie einzelne Blätter, sondern immer ganze Triebspitzen, dann verzweigt sich das Kraut gut und blüht nicht so schnell. Durch regelmäßiges Ernten oder Ausknipsen der Triebspitzen verzögern Sie außerdem die Blütenbildung, denn mit der Blüte verliert Basilikum viel von seinem Aroma.

**Verwenden:** Basilikumblätter werden möglichst frisch verwendet, da sie beim Trocknen oder Einfrieren ihr Aroma verlieren. In ein feuchtes Papiertuch gewickelt, kann es eine Zeit im Kühlschrank aufbewahrt werden. Basilikum ist aus der italienischen Küche ebensowenig wegzudenken wie aus der französischen. Es passt hervorragend zu allen Salaten, Suppen, Fleischarten, Eintöpfen und ist als Pesto ein Hochgenuss. Erhitzen verträgt es nicht gut, es wird immer frisch kurz vor dem Servieren zugegeben und nicht mitgekocht. Zufriedenstellend haltbar machen kann man die empfindlichen Blätter nur durch Einlegen in Öl oder Essig und ihr feines Aroma damit einfangen.

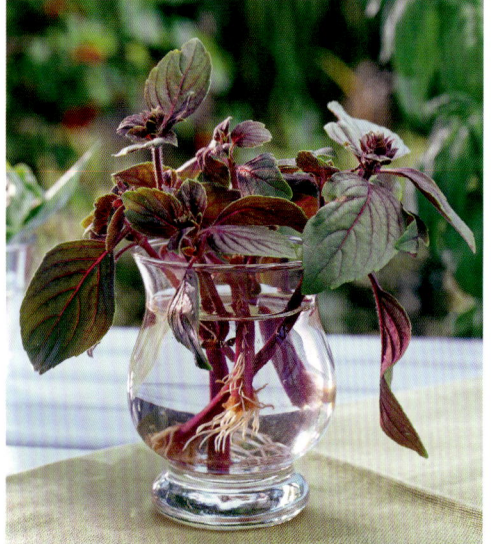

● Basilikum ist leicht zu vermehren. Mit einer Pflanze decken Sie theorethisch Ihren Bedarf.

### Aromatisches Basilikumöl

*Für die Herstellung nehmen Sie eine gute Handvoll Basilikumblätter und 500 ml gutes Olivenöl. Die Blätter werden möglichst nicht gewaschen, sondern nur geschüttelt und in Streifen geschnitten. Zusammen mit einer Knoblauchzehe und dem Öl in einen Topf geben und alles etwa eine halbe Stunde erwärmen, aber nicht kochen. Anschließend alles in ein sauberes und trockenes Glas geben und eine Woche lang an einem warmen Platz ziehen lassen. Danach das Öl abgießen, in Flaschen füllen und kühl aufbewahren. Basilikumöl ist ideal zum Verfeinern von Salaten und auch zu Nudelgerichten und Pizza.*

Aus den frischen Blättern kann unter Zugabe von Olivenöl, Nüssen oder Pinienkernen, Käse, Salz und Knoblauch eine Würzpaste (»Pesto«) zubereitet werden, die im Kühlschrank einige Wochen haltbar ist, sofern die Oberfläche mit Öl bedeckt bleibt. Pesto schmeckt beispielsweise hervorragend zu Nudeln und Fisch oder als Aufstrich für Sandwiches und Ciabatta.

## Superfood und Supersamen

Basilikum enthält eine Reihe ätherischer Öle, Glykoside, Gerbstoffe und Saponin. Es wirkt sanft harntreibend und hat krampflösende, sedative Eigenschaften, hilft bei Kopfweh, Migräne sowie Schwindelanfällen. Bekannt ist Basilikum auch für seine positive Wirkung auf den Magen-Darm-Trakt, so hilft es Blähungen zu reduzieren. Der hohe Gehalt an Carotinoiden hat eine positive Wirkung auf die Augen und die Sehfähigkeit. Auch hilft es dem Organismus, besser mit Stress umzugehen.

Besonders die Samen haben es in sich und gelten bei Insidern als das Superfood schlechthin. Sie stärken das Immunsystem, verbessern den Stoffwechsel und helfen beim Stressabbau. Weicht man die Samen in Wasser ein, werden sie geleeartig und dehnen sich auf das 30-Fache aus. Dadurch zügelt das Powerfood den Appetit, hält lange satt und ist reich an Ballaststoffen. Ideale Voraussetzungen für jene, die Abnehmen möchten. Ganz nebenbei dämpfen die Supersamen den Heißhunger auf Süßes und wirken sich positiv auf den Blutzuckerspiegel aus. Basilikum-Samen gibt es im Reformhaus. Sie lassen sich auch in der Küche sehr vielseitig einsetzen – beispielsweise im Salat, als Snack oder im Müsli.

## Gesundheitliche Vorzüge und Besonderheiten

- Basilikum enthält wirkungsvolle Antioxidantien, die die Zellen vor freien Radikalen schützen.
- Basilikum beugt Erkrankungen der Blutgefäße, Arteriosklerose, Herzinfarkt und Schlaganfällen vor.
- Basilikum wirkt vorbeugend und lindernd bei Entzündungen und Arthritis.
- Basilikum wirkt antibakteriell, hustenlindernd und schützt allgemein vor Infektionen.
- Das Kauen von Basilikumblättern reduziert Mundgeruch.
- Vitamin K fördert die Blutgerinnung und beugt Arterienverkalkung vor.

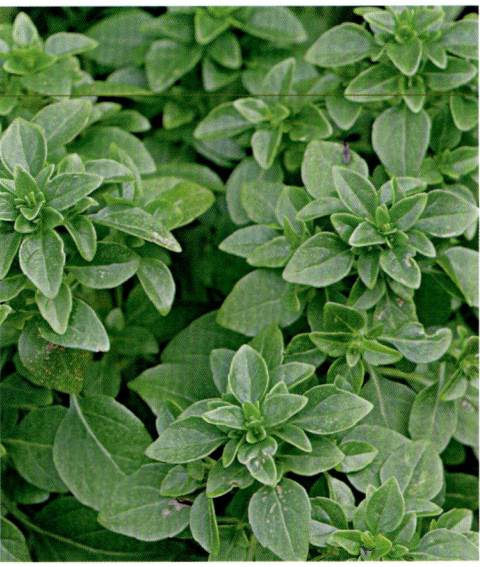

● Die Blätter des kompakt wachsenden Griechischen Strauchbasilikums sind kleiner, aber hoch aromatisch.

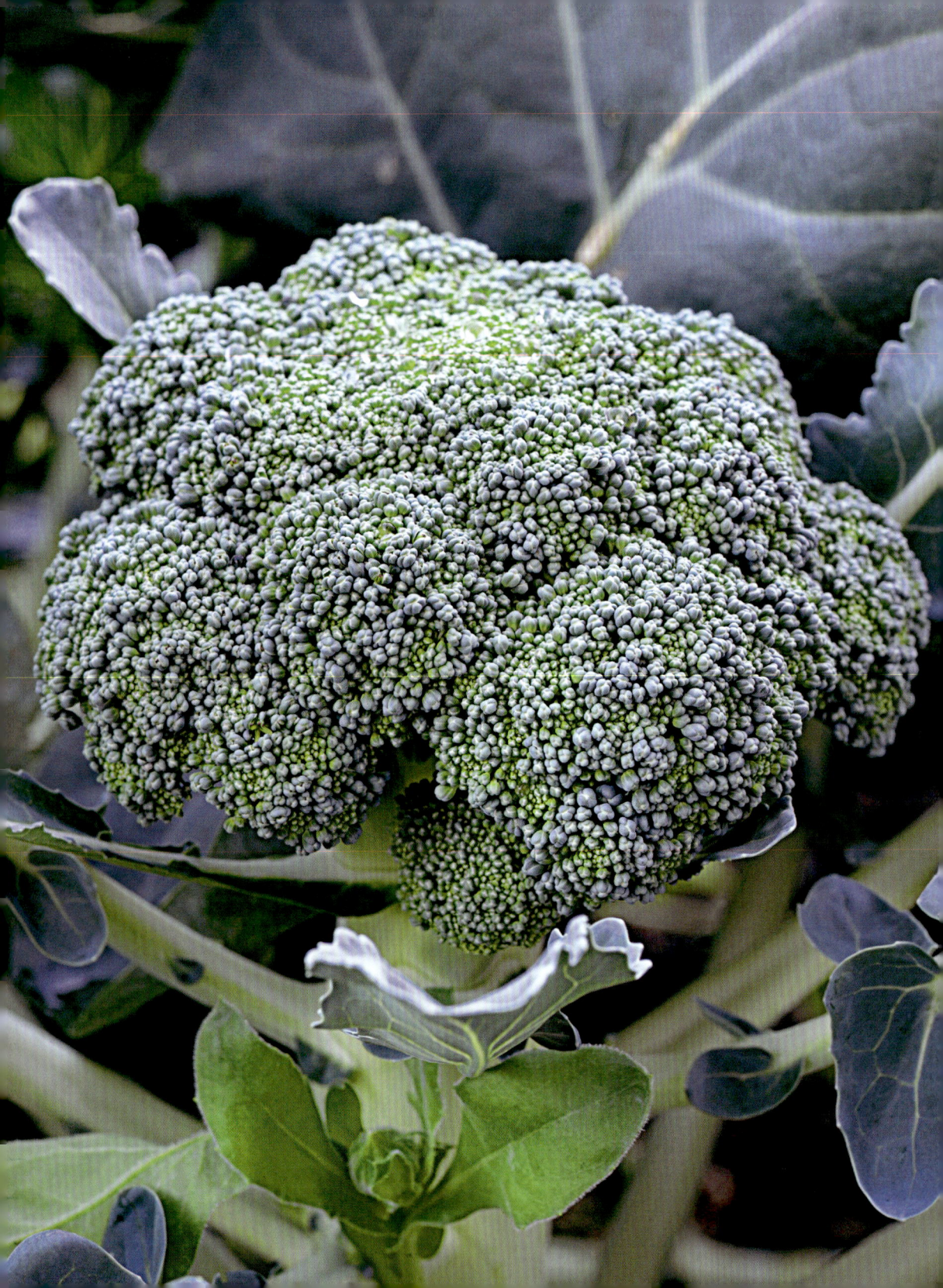

# Brokkoli

Obwohl Brokkoli in Deutschland erst relativ spät bekannt wurde, ist er ein früher Vorläufer des Blumenkohls, der ursprünglich aus Kleinasien stammt. In Italien hingegen schätzte man dieses feine Kohlgemüse bereits im Mittelalter, und bis heute wird Brokkoli hauptsächlich in den westlichen Mittelmeerländern angebaut. Wie seine Verwandten aus der Familie der Kohlgewächse vereinigt Brokkoli viele bemerkenswerte Eigenschaften in sich.

## Brokkoli im Garten

Beim leckeren Brokkoli (*Brassica voleracea* var. *italica*) lohnt sich eine aufmerksame Vorkultur. Frühe Aussaaten sollten am Fensterbrett nicht nur auflaufen, sondern anschließend in kleinen Töpfen weiter kultiviert werden. Ausgesät wird hier ab Mitte März, ins Freiland kann bis Ende Juni gesät werden. In einem geschützten frostfreien Mistbeet ist das ebenso möglich.

Pflanzen, die wenig vital oder sogar krank aussehen, müssen ausgesondert werden. Ab Mitte April bis Ende Juli dürfen sie dann ins Beet. Bei gekauften vorgezogenen Sämlingen von Brokkoli muss man beim Pflanzen sehr vorsichtig vorgehen, damit die empfindlichen Wurzeln nicht beschädigt werden. Der Reihenabstand ist 45 cm, der Pflanzabstand beträgt ebenfalls 45 cm. Der ideale Boden sollte nicht zu leicht und nicht zu schwer sein und reichlich organische Substanz enthalten. Die Versorgung mit Wasser und Nährstoffen muss kontinuierlich gewährleistet sein. So erhält man besonders wohlschmeckende Exemplare.

Brokkoli eignet sich sehr gut für eine Mischkultur. Gute Pflanzpartner sind Borretsch, Sellerie, Salate, Tomaten, Kartoffeln, Erbsen, Lauch und Spinat. Nicht empfehlenswert sind dagegen andere Kreuzblütler, die auch schlechte Vorgänger und Nachfolger sind. Zwiebeln als Nachbarn sind zu meiden.

**Vorbeugen:** Brokkoli ist leider anfällig für alle typischen Kohlprobleme, denen man aber mit den üblichen Methoden vorbeugen kann. Außerdem kann Falscher Mehltau Probleme bereiten, und bei einem Mangel an Magnesium, Bor oder Molybdän kommt es zu Verformungen der Blätter. Einem Befall von Kohlfliegen oder anderen Schädlingen kann man durch Gemüsefliegen-Schutznetze vorbeugen.

## Ernten & verwenden

Die Kulturdauer bis zur Ernte beträgt etwa 12–16 Wochen. Je nach Aussaattermin beginnt sie also ab Mitte bis Ende Juni bis Ende Oktober. Geerntet werden sowohl die zarten Röschen als auch der komplette Brokkoli samt Strunk und den kräftigen Stielen, wenn die Knospen bereits gut sichtbar, aber noch nicht geöffnet sind. Zeigen sich die ersten gelben Blüten, ist es bereits zu spät für die Ernte. Als Erstes wird der mittig sitzende Hauptspross geerntet. Die Pflanze selbst bleibt in der Erde, denn es bilden sich nach kurzer Zeit Seitenknospen, die man später ebenfalls ernten kann – sie sind zwar kleiner als der Hauptspross, aber genauso köstlich!

Geerntete Sprosse halten sich im Kühlschrank einige Tage, Brokkoli eignet sich aber auch zum Einfrieren, wenn er vorher zwei Minuten in Salzwasser blanchiert wurde. In der Tiefkühltruhe ist Brokkoli acht bis zehn Monate haltbar.

**Verwenden:** Brokkoli eignet sich gegart hervorragend als Zutat einer Gemüseplatte, kann aber auch roh gegessen werden. Dazu reicht man dann fettarme Dips oder Hummus. In Form eines Smoothies mit Mandelmus zubereitet, können die im Brokkoli enthaltenen Vitamine optimal vom Körper aufgenommen werden.

Brokkoli schmeckt übrigens nicht nur roh, gedünstet oder gegart: auch in etwas Öl gebraten ist er köstlich. Dabei kommt sein leicht nussiges Aroma voll zur Geltung. Sie sollten das Gemüse dazu kurz unter Rühren anbraten und anschließend sofort servieren und essen.

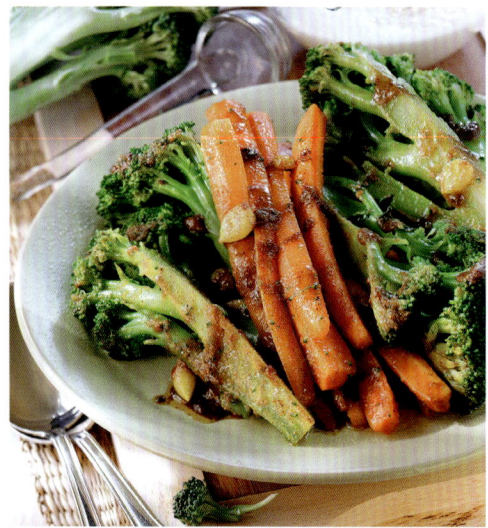

❀ Brokkoli lässt sich in vielen Varianten zubereiten, sehr beliebt: im Wok gebraten mit anderen Gemüsen.

## Brokkoli asiatisch

*Brokkoli eignet sich auch als Hauptgericht. Zerlegen Sie dazu einen Brokkoli in einzelne Röschen und blanchieren Sie diese 1–2 Minuten in kochendem Wasser. Das Wasser beiseitestellen. Gut abtropfen lassen. Ein Stück Ingwer in feine Streifen schneiden. Eine Knoblauchzehe schälen und in kleine Stücke schneiden. Den Ingwer und Knoblauch in einem Wok oder in einer Pfanne kurz in Sonnenblumenöl anbraten, den Brokkoli dazugeben und alles einige Minuten bei mittlerer Hitze braten. In einer Schüssel eine Tasse des Kochwassers, 1–2 TL Reismehl, 2 EL Ketchup, 1–2 EL Reisessig und 2–3 EL Sojasoße verrühren und zu dem Brokkoli geben. Gut mischen und köcheln, bis die Soße angedickt ist. Mit Salz und Pfeffer abschmecken und mit Reis servieren.*

## Mit Brokkoli gegen Krebs

Brokkoli ist sehr gesund und man kann ihn roh oder gegart genießen. Neben den Mineralstoffen Kalium, Kalzium, Phosphor, Eisen und Zink enthält er reichlich Vitamin C, Folsäure und auch die Vitamine $B_1$, $B_2$, $B_6$ und E sowie Provitamin A (Carotin). Jedoch machen erst die zahlreichen sekundären Pflanzenstoffe das dunkelgrüne Kohlgemüse wirklich interessant, zum Beispiel das in Brokkoli enthaltene Senföl Sulforaphan. Ihm wird eine krebsbekämpfende Wirkung zugeschrieben. Besonders in Kombination mit Brokkoli-Sprossen, Senf, Rucola, Brunnenkresse, Meerrettich oder Wasabi lässt sich die krebsbekämpfende Wirkung steigern. Wissenschaftler fanden heraus, dass Brokkoli, wie übrigens auch Rosenkohl, im Körper die Produktion von Indol–3-Carbinol anregt. Dies ist ein Stoff, der nicht nur vor Krebs schützt, sondern auch in der Lage ist, vorhandene Krebszellen zu zerstören. Es wird auch diskutiert, ob Indol-3-Carbinol auch zur Behandlung von Alzheimer wirksam eingesetzt werden kann.

Erst kürzlich wurde nachgewiesen, dass Brokkolisprossen ganz besondere Eigenschaften haben. Dass sie gesund sind wissen wir schon lange. Neu ist allerdings, dass sie antibiotische Substanzen enthalten, die Bakterien wie *Heliobacter pylori*, das unter anderem Magenkrebs verursacht, bekämpfen. Brokkolisprossen kann man ganz leicht selber aus den Samen ziehen. Das funktioniert auch auf der Fensterbank.

## Gesundheitliche Vorzüge und Besonderheiten

- Bereits 80–100 g Brokkoli am Tag schützen vor verschiedenen Krebsarten, empfehlenswert ist täglich eine Tasse gekochter oder roher Brokkoli.
- In Brokkoli enthaltene Ballaststoffe reinigen den Magen.
- Vitamin K reguliert die Blutgerinnung und beugt Arterienverkalkungen vor.
- Kalzium sorgt für starke Knochen.
- Folsäure unterstützt neben vielem anderen auch die gesunde Entwicklung von Babys im Mutterleib.

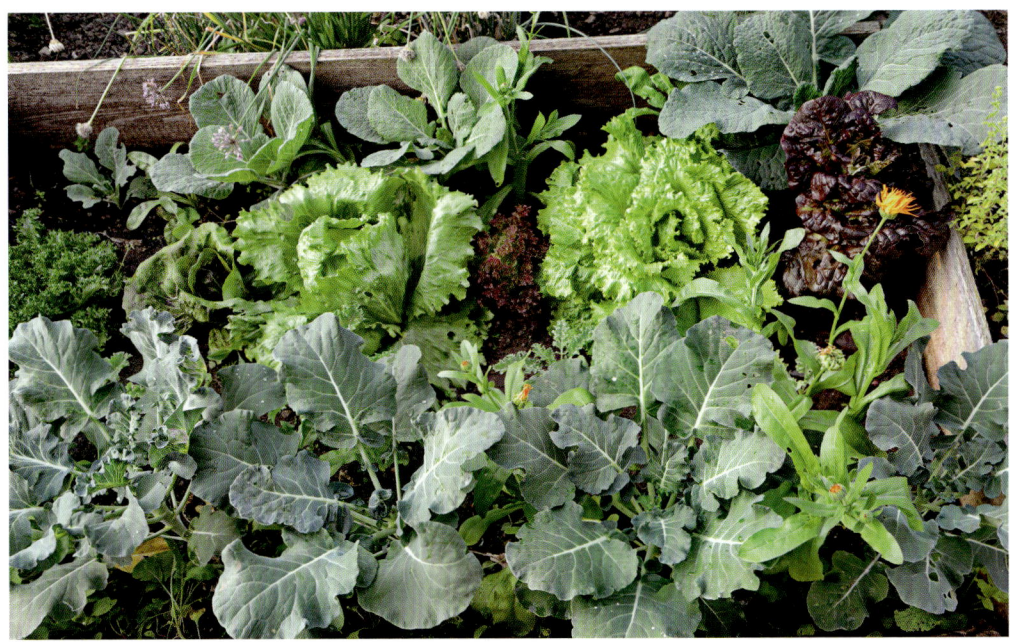

✸ Wie alle Kohlarten wird auch Brokkoli gerne von Schädlingen aller Art aufgesucht. Hier hilft Mischkultur und ein rechtzeitiges Eingreifen. Die Raupen des Kohlweißlings werden am besten von Hand abgesammelt.

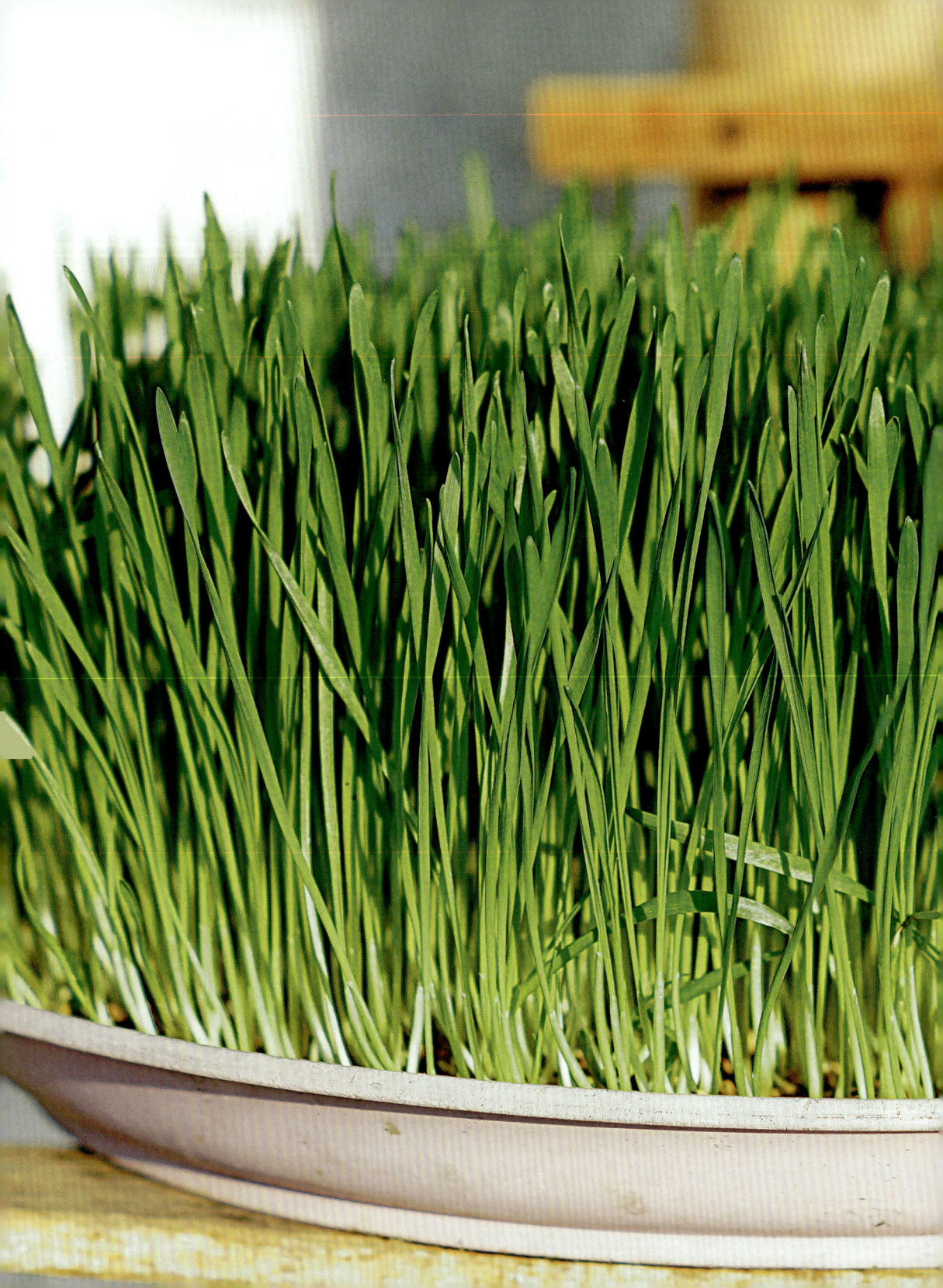

# Gerstengras

Die Gerste gehört wie viele andere Getreide zur Familie der Süßgräser. Pflanzt man ein Korn in die Erde, wächst daraus zunächst ein langer, grüner Halm, das Gerstengras. Und dieser unscheinbare Halm ist eines der kostbarsten Lebensmittel der Welt.

## Gerstengras im Garten

Gerstengras (Hordeum vulgare) kann man überall ziehen: auf der Fensterbank, in Pflanzkästen auf dem Balkon oder im Gartenbeet. Entscheidend ist lediglich, welche Menge Sie zu einem bestimmten Zeitpunkt benötigen. Für den Hausgebrauch reicht es aus, zwei etwa 1,0 m × 0,5 m große Pflanzkästen zu verwenden, die mit etwa 5 cm Erde befüllt werden. Gesät wird abwechselnd alle 14 Tage. Keimfähige Gerste ist unter dem Namen Nackt- oder Sprießkeimgerste in Bioläden erhältlich. Neben der Qualität des Saatguts ist gute Gartenerde vonnöten, die mit Kompost angereichert werden kann. Weichen Sie das Saatgut für einen Tag in der doppelten Menge Wasser ein. Dann das überschüssige Wasser abgießen und die Körner vorsichtig auf der Erde verteilen. Alles mit einer dünnen Erdschicht bedecken und mit Wasser besprühen. Die Gerste beginnt rasch zu wachsen. Wichtig ist ein sonniger Standort.

## Ernten & verwenden

Bereits 10–14 Tage nach der Aussaat kann die Ernte beginnen. Ideal ist eine Länge des Grases von etwa 15 cm. Die Halme können klein geschnitten in Salaten, Soßen oder Suppen verwendet werden. Besonders empfehlenswert ist aber frisch gepresster Gerstensaft, der mit anderen Säften gemischt getrunken wird. Auch im Handel erhältliches Pulver kann man verwenden.

## Volle Power

Gerstengras liefert überdurchschnittliche Mengen an den Vitaminen A, $B_1$, $B_2$, $B_6$, $B_{12}$, C, E, K, Folsäure, Cholin, Beta-Carotin, Biotin, Niacin, Pantothensäure und Antioxidantien. Zum Beispiel enthält es siebenmal mehr Vitamin C als Orangen und viermal mehr Vitamin $B_1$ als Vollkorn. Dazu bietet es reichlich Kalzium, Eisen, Magnesium, Bor, Zink, Kalium und 20 Aminosäuren, einschließlich der neun essentiellen Aminosäuren, die der menschliche Körper nicht selber herstellen kann.

## Gesundheitliche Vorzüge und Besonderheiten

- Gerstengras ist ideal, um den Säure-Base-Haushalt auszugleichen.
- Im Gerstensaft enthaltenes Proanthocyanidin beugt Entzündungsgefahr vor.
- Gerstengras hilft, den Cholesterinspiegel zu senken und beugt Herzinfarkt und Schlaganfällen vor.
- Gerstengras hat einen positiven Einfluss auf den Blutzuckerspiegel.
- Lunsain in Gerstenkeimlingen schützt vor Krebs.
- Gerstengras lindert Beschwerden bei Darmerkrankungen.

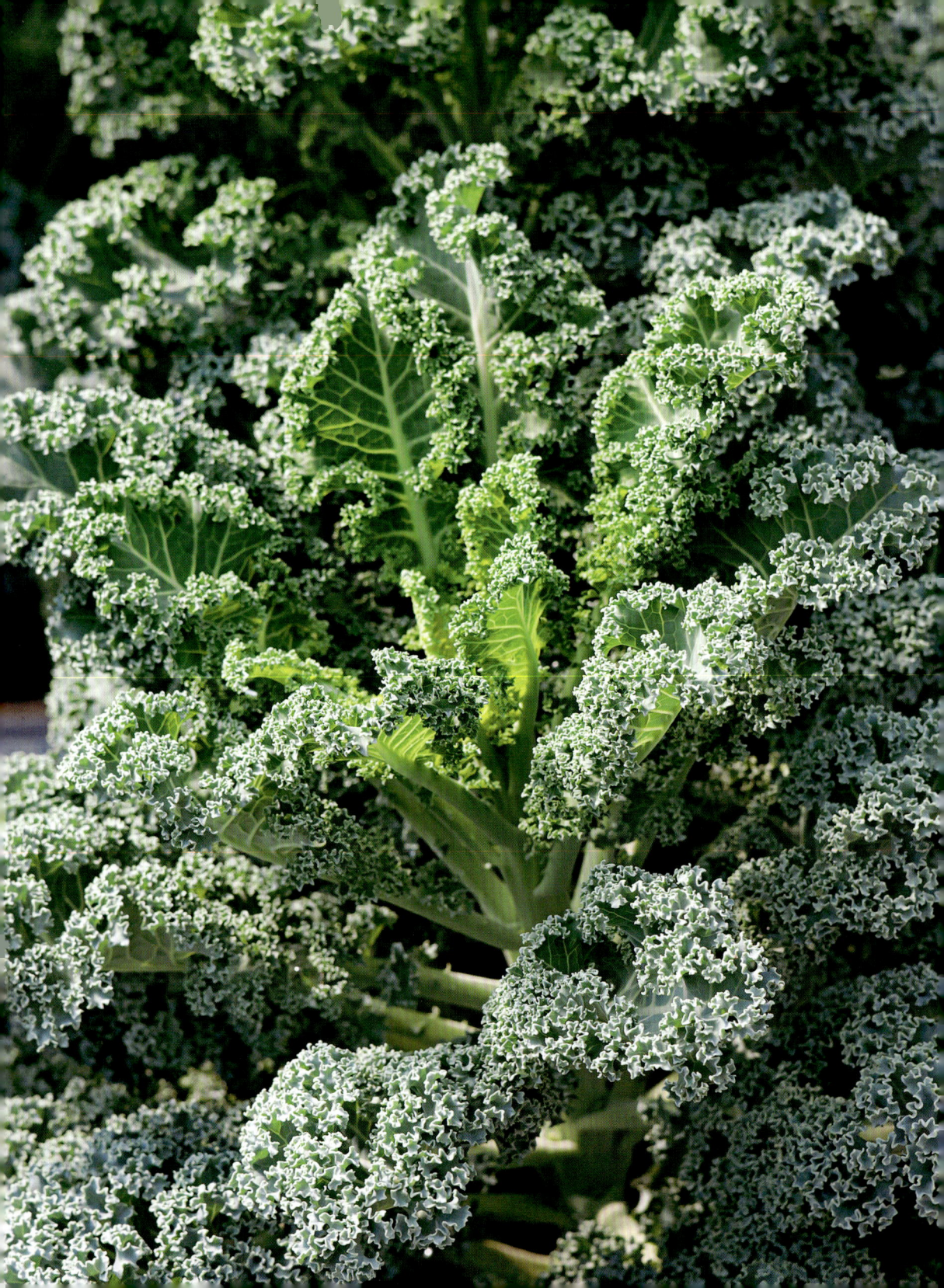

# Grünkohl

Wenn ein Gemüse den Namen Superfood verdient, dann ist es der Grünkohl. Grünkohl ist im Trend, besonders bei Veggie-Fans und erst recht seit Hollywood-Größen sein Loblied singen. Auf dem New Yorker Gemüsemarkt gilt er als der Superstar. Und das hat er seinen inneren Werten zu verdanken. Kale, so heißt Grünkohl bei den Amerikanern, wurde zum Hype quer durch die USA und hat inzwischen auch Europa erreicht.

## Grünkohl im Garten

Vielleicht ist Grünkohl (*Brassica oleracea* var. *sabellica*) die unkomplizierteste Gemüseart überhaupt. Seine Vorkultur ist völlig unproblematisch. Gesät wird breitwürfig in Aussaatschalen. Die Samen bedeckt man etwa 1 cm hoch mit Erde und hält sie bis zur Keimung gleichmäßig feucht. Die Keimdauer beträgt circa eine Woche. Man kann auch ab April in ein Saatbeet säen und die Setzlinge etwa 6–8 Wochen später verpflanzen, oder von Anfang Mai bis Anfang Juni direkt in Reihen ins Gemüsebeet säen. Einzige Voraussetzung fürs gute Gedeihen im Garten ist ein vollsonniger Standort und ein nahrhafter Boden, im Idealfall lehmig-humose Erde mit guter Wasserhaltekraft. Grünkohl zählt zu den Starkzehrern.

Ins Gemüsebeet gepflanzt wird von Ende Juni bis spätestens Mitte August. Der endgültige Reihenabstand sollte 60 cm, der Pflanzabstand 50 cm betragen. Hinsichtlich des Bodens ist Grünkohl nicht wählerisch, wenngleich er, wie alle Kohlarten, nährstoffreichen Boden bevorzugt. Selbst an halbschattigen Plätzen gedeiht er kräftig. Eines aber mag diese Wunderpflanze bei aller Pflegeleichtigkeit gar nicht: Trockenheit. Auch Grünkohl muss im Falle des Falles aufmerksam gewässert werden.

Als ein Mitglied der Familie der Kreuzblütler (*Brassicaceae*) hat Grünkohl einen mittleren bis hohen Nährstoffbedarf. Trotzdem sollte man mit Dünger vorsichtig umgehen, denn wenn Kohl mit zu viel Stickstoff gedüngt wird, kommt es beim Kochen zu dem berüchtigten »Kohlgeruch« und der Geschmack des Gemüses ist zudem beeinträchtigt.

Grünkohl ist besonders hart im Nehmen, denn Fröste von bis zu −10 °C steckt er locker weg. Kenner behaupten sogar, dass nur Grünkohl, der bereits Frost abbekommen hat, wirklich gut schmeckt. Spät im Jahr geerntete Blätter schmecken leicht süßlich. Heute wissen wir, dass bereits Temperaturen von unter 10 °C bewirken, was sonst angeblich nur der erste Frost schaffte: Stärke wandelt sich in den Kohlblättern in Zucker um und es bildet sich der typisch würzig-süßliche Geschmack.

**Vorbeugen:** Wie bei allen Kohlpflanzen muss auch beim Grünkohl auf einen konsequenten Fruchtwechsel geachtet werden. Mit ihm eng verwandt sind Senf, Kohlrüben, Rettich, Radieschen und Raps – sie alle gehören zur Familie der Kreuzblütler und sollten nie als Nachfolgekulturen nach Kohl der eigenen Art oder anderen Kreuzblütlern angebaut werden. So wird ein

Aufkommen von Krankheiten und Schädlingen verhindert und der Boden kann sich regenerieren. Grünkohl kann leider von allen typischen Kohlkrankheiten und -schädlingen heimgesucht werden, besonders anfällig ist er aber für Weiße Fliegen. Gemüsefliegen-Schutznetze können einen Befall verhindern, sofern sie rechtzeitig im Beet ausgebracht werden.

**Sorten:** Hoch wachsende Grünkohl-Sorten sind sehr ertragreich, für den Hausgarten eignen sich aber besser halbhohe und niedrige Sorten. Sie sind leichter zu beernten und beanspruchen nicht so viel Platz. Empfehlenswerte Sorten sind zum Beispiel 'Reflex $F_1$', 'Halbhoher grüner Krauser', 'Lerchenzungen' ('Hamburger Markt'), 'Redbor $F_1$' (rote Blätter), 'Kobolt $F_1$'.

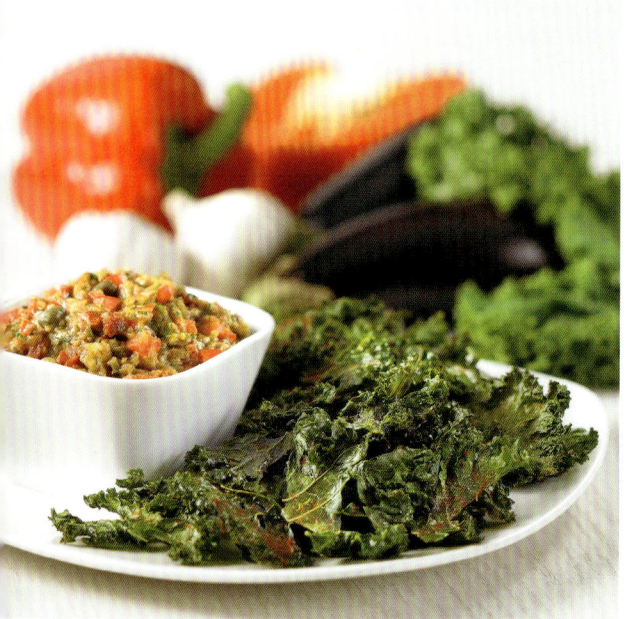

✹ Grünkohl einmal ganz anders: knusprig gebacken wie Chips. Zum gesunden Snack passt ein Gemüserelish.

## Ernten & verwenden

Grünkohl gehört sicher zu den spätesten Gemüsesorten im Garten, da er absolut winterhart ist und im Freiland auf dem Beet bleiben kann. Die Erntesaison beginnt in der Regel im Oktober und zieht sich hin bis ins zeitige Frühjahr. Lediglich bei lang anhaltenden sehr strengen Frösten und Schneefall sollte man ihn mit Gartenvliesen schützen.

Bei der Ernte beginnt man mit den untersten Blättern und arbeitet sich dann weiter nach oben. Der Strunk bleibt stehen, auch wenn keine Blätter mehr daran sind, denn im Frühling bilden sich oft noch zarte Sprosse für eine Nacherne! Die Blätter lassen sich problemlos einfrieren. Hierzu putzt man sie, blanchiert sie kurz in kochendem Salzwasser und hackt sie dann noch grob klein.

**Verwenden:** In Norddeutschland ist Grünkohl seit dem Mittelalter fast schon so etwas wie ein Nationalgericht. Im Jahr 1545 fand in Bremen das erste öffentliche Grünkohlessen statt. Traditionell wird er dort mit »Pinkel« gegessen – das ist eine fette Grützwurst, aus der das Fett auf den Boden tropft, wenn sie aufgehängt wird, daher der Name.

Rümpfen viele noch die Nase, wenn es um Grünkohl geht – vor allem sobald sich der typische Geruch ausbreitet –, ist Grünkohl in den USA weit entfernt vom Image als deftige Hausmannskost. Die Blätter genießt man roh als Smoothie oder frittiert als Chips, in feine Streifen geschnitten roh im Salat, serviert mit Zitrone, Serrano-Schinken und Minze, oder garniert mit Pecorino-Käse und Limonen-Dressing.

Auch Desserts, Pralinen, Fingerfood, raffinierte Hauptgerichte und Suppen finden sich auf den Speisekarten aller Trend-Restaurants. Es gilt: Je schonender der Grünkohl zubereitet ist, umso größer ist sein Nutzen.

## Knusper-Grünkohl

*Ein Snack der besonderen Art ist Knusper-Grünkohl. Waschen Sie dazu ein paar Grünkohlblätter und zupfen Sie diese in kleinen Stücken vom Strunk. Mischen Sie die Blätter mit etwas Olivenöl, Zitronensaft, Salz und Sesamkörnern. Dann verteilen Sie alles gut auf einem Backblech und schieben es in den auf 150 °C vorgeheizten Backofen. Der Knusperkohl ist fertig, wenn er eine leicht braune Farbe angenommen hat, was nach etwa 10 Minuten der Fall ist. Zwischendurch einmal wenden.*

## Rind oder Kohl?

Die hohe Beliebtheit von Grünkohl hat einen ganz handfesten Grund: Grünkohl ist eines der gesündesten Gemüse der Welt! Er enthält neben essentiellen Aminosäuren, Folsäure, Provitamin A, die Vitamine C, B, E, K und viele Mineral- und Ballaststoffe, besonders Kalium. Vor allem der Gehalt an Vitamin C ist erwähnenswert: 100 g Grünkohl enthalten bis zu 120 mg Vitamin C. Und das alles bei nur 37 kcal pro 100 g. Hinzu kommen noch Chlorophyll und Omega-3-Fettsäuren.

Mit seiner einmaligen Nährstoffzusammensetzung ist er eine echte Alternative zu tierischem Eiweiß, was ihm auch den Namen »Rindfleisch

## Gesundheitliche Vorzüge und Besonderheiten:

- Der enthaltene natürliche Farbstoff Lutein kann das Fortschreiten von altersbedingten Augenleiden stoppen.
- Sulphoraphan wirkt gegen *Helicobacter pylori*, einen Auslöser von Magengeschwüren.
- Spezielle Ballaststoffe binden einen Teil der Gallensäure und senken damit auch den Cholesterinspiegel.
- Ein hoher Gehalt an Antioxidantien und antikarzinogenen Komponenten hilft nachgewiesen bei der Prävention von Krebserkrankungen.
- Belegt ist die Entzündungen vorbeugende Wirkung der im Grünkohl enthaltenen Omega-3-Fettsäuren (Alpha-Linolensäure). Auch der hohe Gehalt an Vitamin K hilft gegen Entzündungen und damit entzündungsbedingte Erkrankungen.
- Im Grünkohl reichlich enthaltene Folsäure ist unter anderem zuständig für die Versorgung der Nervenzellen in unserem Körper. Folsäure gilt in Deutschland als Mangelvitamin.

unter den Gemüsen« einbrachte. Ja, diesem ist er mit Blick auf seine antioxidativen, entzündungshemmenden und cholesterinsenkenden Inhaltsstoffe in präventiver Sicht sogar weit überlegen. Das grüne Gemüse enthält außerdem vergleichsweise mehr Kalzium und Eisen als Rindfleisch, was Letzteres als oft gepriesenen Eisen-Lieferanten zusätzlich infrage stellt.

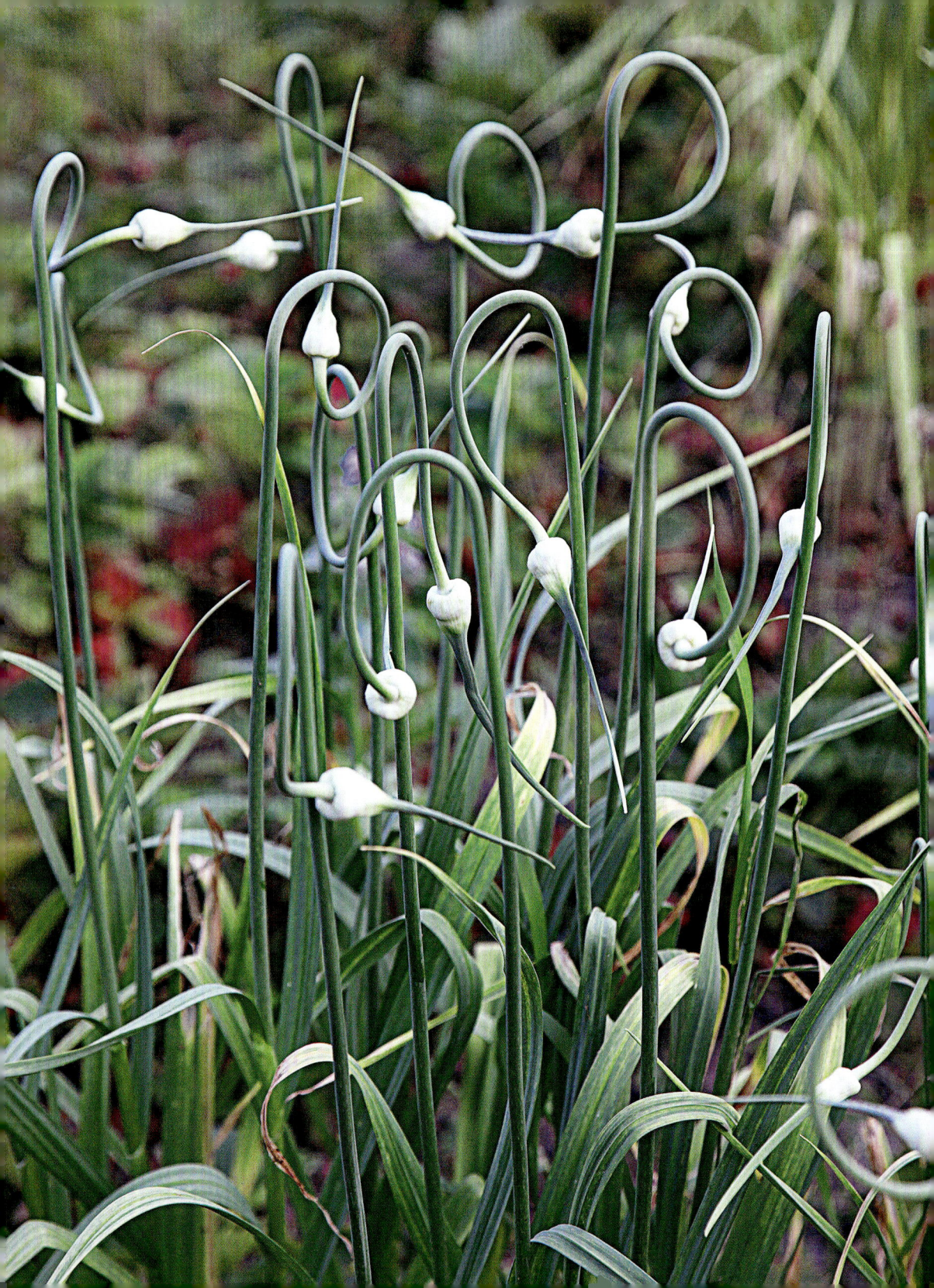

# Knoblauch

Am Knoblauch scheiden sich die Geister: Entweder man liebt ihn, oder man hasst ihn. Doch hat es diese Zwiebel ganz schön in sich, und sie ist obendrein eine wahre Wunderwaffe bei zahlreichen Gesundheitsproblemen. Übrigens wurde Knoblauch nachgewiesenermaßen schon vor über 5.000 Jahren in Zentralasien angebaut und auch die Erbauer der Cheops-Pyramide haben ihn reichlich genossen.

## Knoblauch im Garten

Knoblauch (*Allium sativum*) ist eine recht pflegeleichte Pflanze, die sowohl im Garten als auch auf dem Balkon oder gar auf der Fensterbank gezüchtet werden kann. Im Garten braucht er einen vollsonnigen Platz und tiefgründig gelockerten, humus- und nährstoffreichen Boden. Bei Bedarf kann der Boden mit Kompost oder Sand aufgebessert werden.

Knoblauch ist besonders wärmebedürftig und leidet von allen Lauchgewächsen am ehesten unter Nässe – egal, ob sie nun von oben oder von unten kommt. Suchen Sie daher für den Knoblauch den sonnigsten Platz mit einem durchlässigen Boden aus.

Soll Knoblauch im Topf auf dem Balkon gehalten werden, ist eine Drainageschicht aus Blähton, Kies oder Tonscherben im Pflanzgefäß unerlässlich. Hier wie auch im Garten benötigt Knoblauch übrigens keinen zusätzlichen Dünger und gibt sich mit Einheitserde zufrieden. Stickstoffdüngung schadet den Pflanzen sogar, die Lagerfähigkeit der Zwiebeln leidet darunter.

Ab März bis Anfang April kann man die Einzelzehen mit Hilfe eines Pflanzholzes ca. 5 cm tief in den Boden stecken. Dazu trennt man die

äußeren »Zehen« der zusammengesetzten Knoblauchzwiebel ab und setzt sie mit der Spitze fast ebenerdig im passenden Pflanzenabstand reihenweise ein, also alle 15 cm. Günstig ist ein Reihenabstand von 20–25 cm. Geerntet werden kann ab Mitte August. Knoblauch kann auch den Winter über gepflanzt werden. Er wächst dann zwar langsamer, bringt aber höhere Erträge. Besonders erfolgversprechend ist dies in milden Weinbaugebieten.

Übrigens stammt der herkömmliche Knoblauch aus dem Supermarkt meist aus warmen Ländern mit einem anderen Klima als in Mitteleuropa. So ist es sinnvoll, für die Anzucht einen frischen Knoblauch aus der Region zu verwenden. Nehmen Sie für den Anbau bereits getrocknete Knoblauchzehen, da ansonsten Fäule droht.

Schützen Sie die jungen Pflanzen im Frühjahr mit einer Folie, da Knoblauch wie gesagt sehr wärmebedürftig ist. Aber auch der im Winter angebaute Knoblauch sollte mit einer Schicht Reisig oder Mulch vor strengem Frost und zu viel Nässe geschützt werden.

Im Sommer bildet Knoblauch Blüten mit Scheindolden, in denen kleine Brutzwiebeln sitzen. Diese Zwiebeln können Sie einfach ernten und als Saatgut verwenden. Allerdings kann bei den Pflanzen dann erst nach zwei Jahren mit einer Ernte gerechnet werden.

**Vorbeugen:** Im Garten kann man Knoblauch als biologisches Schädlingsbekämpfungsmittel einsetzen, denn auch viele Schadorganismen wie Blattläuse oder Grauschimmel mögen ihn gar nicht. Ansonsten leidet Knoblauch glücklicherweise nicht sonderlich unter Krankheiten und wird zudem nur selten von Schädlingen befallen. Pflanzen Sie ihn als Schutz zwischen Erdbeeren, Gurken, Möhren, aber auch Rosen, Lilien und Tulpen. Weitere gute Nachbarn sind Pastinaken, Rote Bete, Salat und Tomaten; ungünstige Partner sind Bohnen, Erbsen und Kohl.

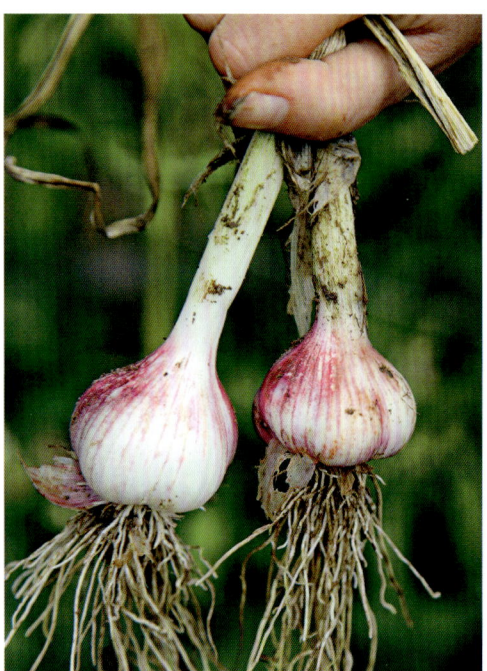

❋ Auch frisch aus dem Garten geerntet lässt sich Knoblauch vielfältig in der Küche einsetzen.

## Ernten & verwenden

Knoblauch ist erntereif, sobald die Blätter beginnen gelb zu werden. Die Knollen werden dann bei schönem Wetter vorsichtig ausgegraben oder aus der Erde gezogen, abgebürstet und an einem luftigen Platz nachgetrocknet. Sie können frisch oder getrocknet verwendet werden. Frische Zehen halten sich kühl gelagert über mehrere Monate.

**Verwenden:** Ob frisch oder getrocknet – Knoblauch passt zu allen Fleisch- und Fischgerichten, würzt Salate und Saucen, Suppen, Aufläufe, Butter und Quark. Auch zum Aromatisieren von Speisen wird Knoblauch gerne verwendet. Die mediterrane Küche ist ohne den würzigen Allrounder geradezu undenkbar.

Das Einlegen von Knoblauch ist eine sehr praktische und effektive Möglichkeit, um Knoblauch über Monate hinweg haltbar zu machen. So treibt er weder aus noch beginnt er zu vertrocknen. Richtig eingelegt, ist er über Monate haltbar. Eingelegter Knoblauch lässt sich wie frischer bei der Zubereitung vieler Speisen und Soßen verwenden, aber auch roh auf einem Brot oder im Salat ist er eine Köstlichkeit.

### Eingelegter Knoblauch

*Pikant eingelegter Knoblauch ist schnell gemacht. Die Würzmischung lässt sich beliebig variieren, am einfachsten geht es mit einem Zweig Thymian oder Rosmarin. Schälen Sie die Zehen von vier ganzen Zwiebeln und geben Sie diese mit ⅛ l Weinessig, ⅛ l Wasser, 1 EL Olivenöl, 1–2 TL Zucker, 1 Lorbeerblatt, 4 Wa-*

cholderbeeren, 8 Pfefferkörner, 2 Nelken, einem Zweig Thymian, Salz und 1 grünen Pepperoni in einen Topf. Alles zum Kochen bringen, 5 Minuten köcheln. Heiß in ein sauberes Schraubglas füllen, kühl stellen.

## Berühmt und berüchtigt

Knoblauch enthält – wie seine Verwandten Zwiebeln und Lauch – schwefelhaltige Wirkstoffe (Sulfide). Sie stärken das Immunsystem und haben eine antibiotische Wirkung. Der Hauptinhaltsstoff Allicin ist beispielsweise in der Knoblauchzehe als Vorstufe enthalten. Erst nach dem Verzehr entstehen mithilfe eines Enzyms das Allicin und die Polysulfide. Diese sind zwar verantwortlich für den den typischen Geruch, sind aber gleichzeitig von großer Bedeutung für die Gesundheit. Sie stärken das Immunsystem, wirken antibakteriell, hemmen im Körper das Wachstum von Krankheitskeimen, senken den Cholesterinspiegel, regulieren den Blutdruck, verbessern die Fließfähigkeit des Blutes und schützen dadurch das Gefäßsystem und beugen Thrombosen vor. Besonders die Durchblutung der Kapillaren im Innenohrbereich und der Herzkranzgefäße wird verbessert.

Damit eignet sich Knoblauch hervorragend zur Vorbeugung altersbedingter Gefäßveränderungen und Arterienverkalkung. Auch bietet der regelmäßige Verzehr Schutz vor infektiösen Magen- und Darmerkrankungen. Wie neueste Forschungsergebnisse beweisen, zeigt Knoblauch auch bei Diabetes und Krebs eine erstaunliche Wirkung. Hinzu kommen Folsäure und Vitamin C, die sich generell positiv auf den Zellstoffwechsel auswirken.

## Gesundheitliche Vorzüge und Besonderheiten

- Bereits Louis Pasteur wies die antibakterielle Wirkung von Knoblauch nach. Er kann als natürliches Antibiotikum bezeichnet werden.
- Knoblauch hilft bei Darmproblemen, Erkältungskrankheiten und Grippe.
- Der für den Geruch verantwortliche Hauptwirkstoff ist das Allicin, ein schwefelhaltiges ätherisches Öl. Es schützt die Zellmembranen vor freien Radikalen und verlangsamt damit den Alterungsprozess.
- Knoblauch beugt Alterungsprozessen des Blutgefäßsystems vor und schützt vor Arteriosklerose.
- Durch eine Verbesserung der Fließeigenschaft des Blutes trägt Knoblauch zu einer Normalisierung des Blutdrucks bei.
- Die gefäßerweiternde Eigenschaft des Allicin führt auch zu einer besseren Versorgung der Gehirnzellen.
- Die im Knoblauch enthaltenen Saponine haben einen positiven Einfluss auf die Regulierung des Cholesteringehaltes im Blut.
- Studien haben belegt, dass Knoblauch auch über krebshemmende Eigenschaften verfügt.
- Knoblauch unterstützt die Leber in ihrer Entgiftungsfunktion.
- Die äußerliche Anwendung bei Warzen und Herpes mit Knoblauch hat sich ebenfalls bewährt.

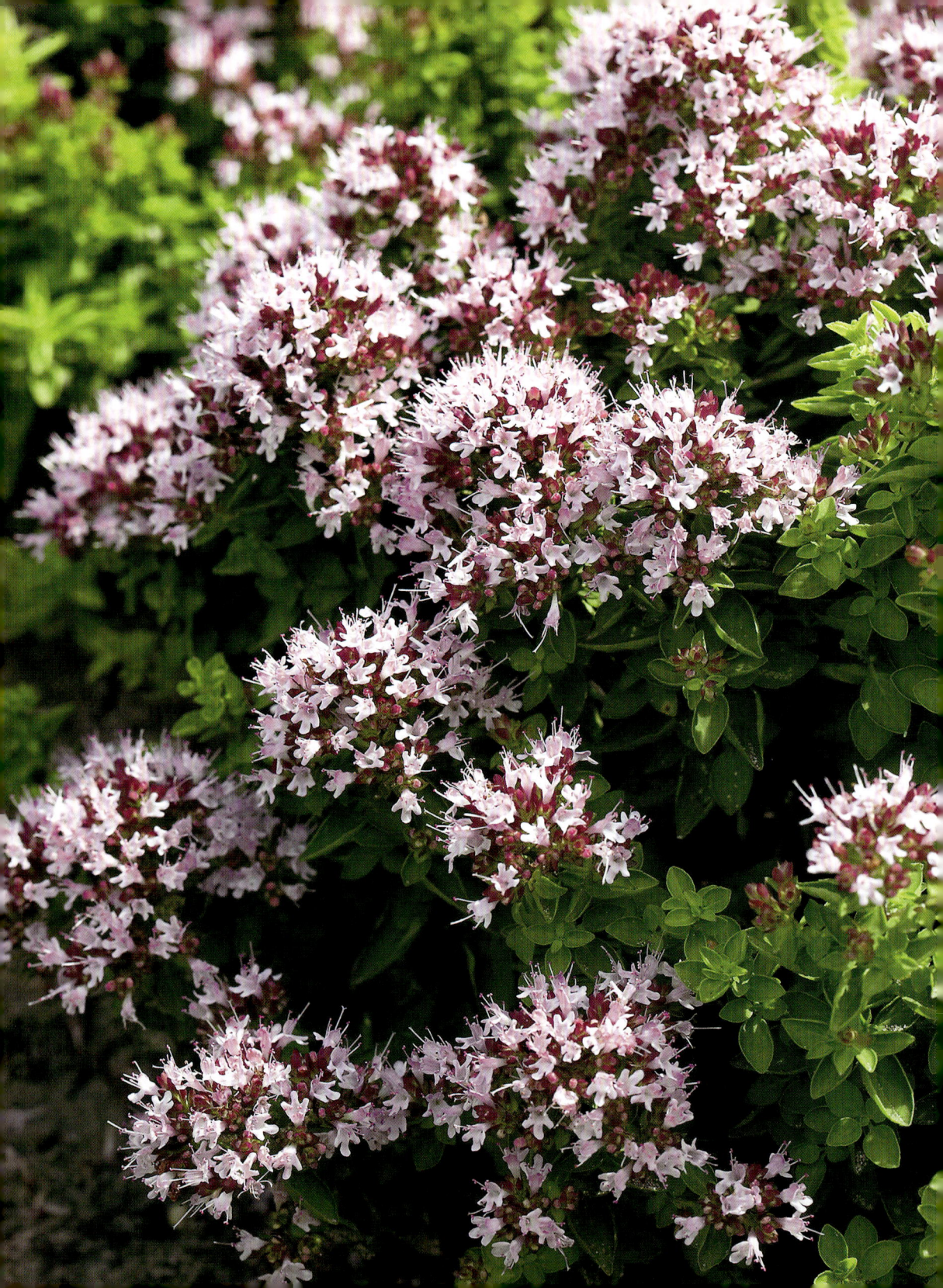

# Oregano

Neben seinem einzigartigen Aroma und Geschmack liefert Oregano eine Fülle an gesundheitlichen Vorteilen. Das Küchenkraut ist zum Beispiel ein Hausmittel gegen verschiedenste Infektionen, hilft gegen Erkältungen, wirkt schleimlösend und fördert die Verdauung.

## Oregano im Garten

Oregano (*Origanum vulgare*) ist eine mehrjährig kultivierte, frostharte, bis 60 cm hohe Staude mit aromatischen Blättern und rosa-lila Blüten. Er braucht einen nahrhaften, trockenen, durchlässigen Boden in voller Sonne. So entwickeln Blätter und Blüten den besten Geschmack. Die Aussaat der staubfeinen Samen im Frühjahr lohnt kaum. Kaufen Sie einzelne Pflanzen oder vermehren Sie besonders aromatische Exemplare im Sommer durch Teilung, Stecklinge oder Wurzelausläufer. Oregano lässt sich auch gut im Topf auf der Fensterbank ziehen.

## Ernten & verwenden

Blätter und Triebspitzen der Pflanze können während des ganzen Sommers geerntet werden und zwar vor der Blüte. Die ideale Erntezeit ist an sonnigen Vormittagsstunden. Zum Trocknen ernten Sie ganze Stängel, kurz bevor sich die Knospen öffnen, und trocknen sie in Bündeln. Auch getrocknet behält er sein kräftiges, intensives Aroma. Er wird vor allem für mediterrane Gerichte wie Pizza, Pastasoßen, Suppen und Eintöpfe verwendet. Oregano passt perfekt zu Gerichten mit Artischocken, Bohnen, Pilzen, Tomaten, Auberginen, Zucchini, Kartoffeln, Eiern, Fisch oder Lamm. Er eignet sich zum Aromatisieren von Kräuteressig und für Kräuterbutter. In vielen Würzmischungen, zum Beispiel in Pizzagewürz, ist Oregano enthalten.

## Natürliches Antibiotikum

Oreganoblätter enthalten ätherische Öle, darunter Thymol, Carvacrol und Cymol; auch Bitter- und Gerbstoffe sind enthalten. Erwähnenswert ist zudem der relativ hohe Vitamin-C-Gehalt des frischen Krauts. In der Naturheilkunde schätzt man die schmerzlindernden und antibiotischen Eigenschaften des im Oreganoöl enthaltenen Carvacrol. Oregano entfaltet seine Wirkungen vor allem innerlich im Bereich der Atemwege und findet Einsatz bei Erkältungen, Husten und Keuchhusten. Äußerlich kann es die Behandlung offener Wunden unterstützen.

### Gesundheitliche Vorzüge und Besonderheiten

- Oregano liefert wichtige Minerale wie Kalium, Kalzium, Eisen, Mangan und Magnesium und enthält wertvolle Vitamine wie A, C, B, E, K und Folsäure.
- Die besondere Zusammensetzung der Mineralstoffe beugt Osteoporose vor.
- Besonders Oreganoöl findet Verwendung bei bakteriellen Infektionen der Ohren und der Atemwege. Es wirkt zudem krampflösend und bei Husten.
- Oregano senkt den Cholesterinspiegel.
- Oregano stärkt das Immunsystem und beugt entzündlichen Krankheiten vor.

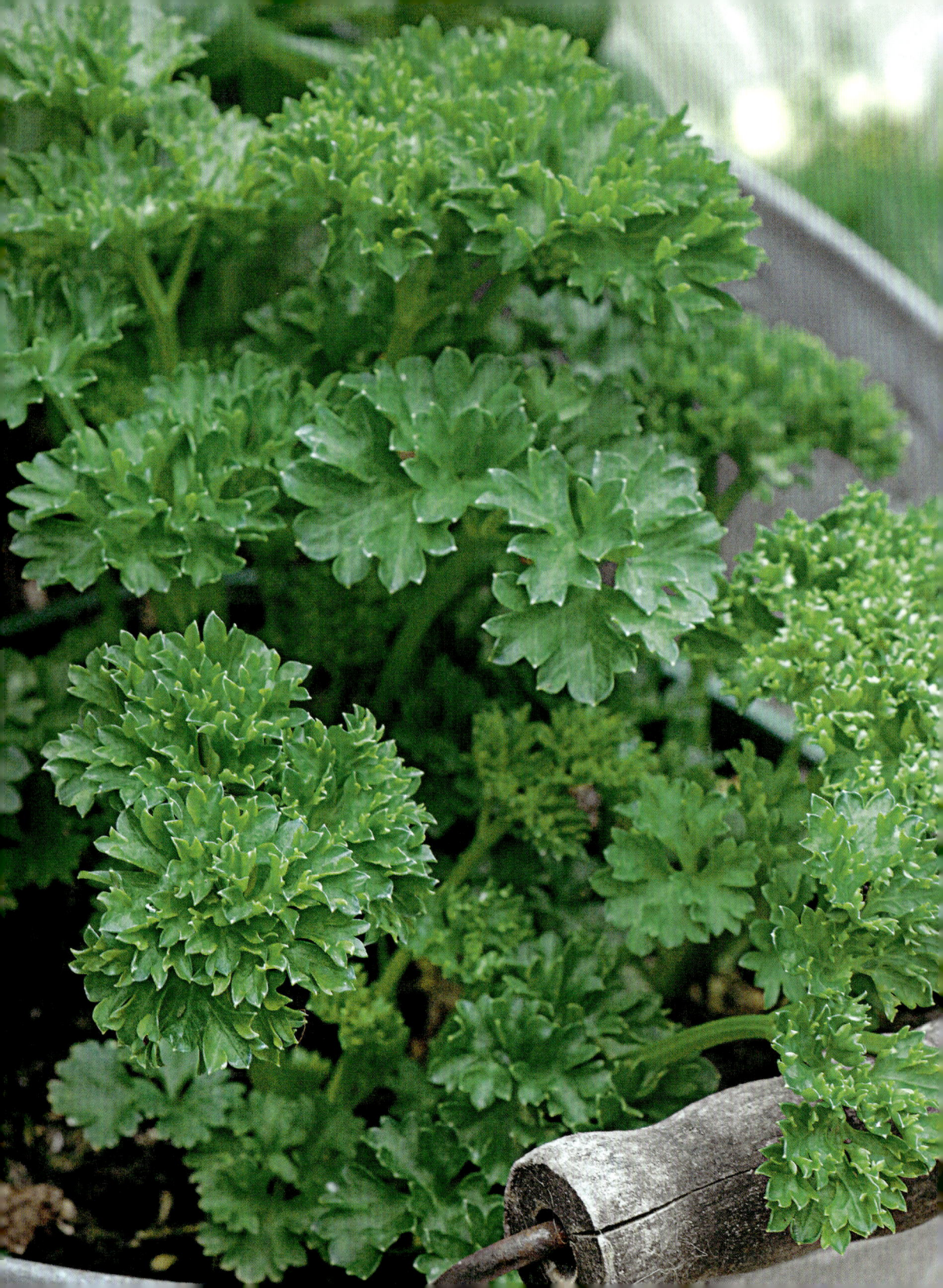

# Petersilie

Wer kennt sie nicht, die grüne, krause Dekoration auf dem Teller? Petersilie *(Petroselinum crispum)* gehört zu den beliebtesten Küchenkräutern, ist aber weit mehr als nur eine hübsche Dekoration. Egal ob kraus oder glatt, Petersilie ist so vitalstoffreich wie ein Multivitaminpräparat und das Nahrungsergänzungsmittel schlechthin.

## Petersilie im Garten

Leider ist der Anbau von Petersilie im Garten nicht immer von Erfolg gekrönt, denn Petersilie kann eine Diva sein. Im Sommer verlangt sie einen sonnigen bis halbschattigen, kühlen Standort, im Winter mag sie es dagegen sonnig und geschützt. Dann deckt man sie am besten mit Fichtenreisern ab. Der Boden ist idealerweise nährstoffreich – frischen Mist mag sie aber nicht. Auch sollte der Boden feucht sein, aber unbedingt durchlässig, da Staunässe nicht vertragen wird. Und dennoch will sie manchmal einfach nicht gedeihen. Das kann vielleicht daran liegen, dass sie es nicht mag, wiederholt am selben Standort kultiviert zu werden. Oder an einem Platz, wo bereits im Jahr zuvor andere Doldenblüter wie Möhren, Sellerie oder Dill standen. Gute Nachbarn sind Gurken, Radieschen, Tomaten und Zwiebeln, nicht aber Salat.

Am besten wird sie im Freiland von März bis August vor Ort und Stelle ausgesät. Gesät wird in flachen Rillen mit einem Abstand von circa 20–25 cm. Das Saatbeet eher trocken halten und gelegentlich hacken. Die Keimung kann bei niedrigen Temperaturen recht lang dauern, hier empfiehlt sich eine Markiersaat mit Radieschen.

Glattblättrige Petersilie *(P. c. var. neapolitanum)* wächst etwas höher als die krause Sorte und hat einen intensiveren Geschmack. Wurzelpetersilie *(P. c.* var. *tuberosum)* bildet eine rübenförmige Wurzel und wird als Gemüse oder für Suppen verwendet.

Wer sicher gehen will und auch im Winter Petersilie von der Fensterbank ernten möchte, kann von Oktober bis November Pflanzen ausgraben und in Töpfe pflanzen. An einem hellen Fenster bildet sich rasch neues Grün. Ansonsten nimmt Petersilie das Verpflanzen meist übel.

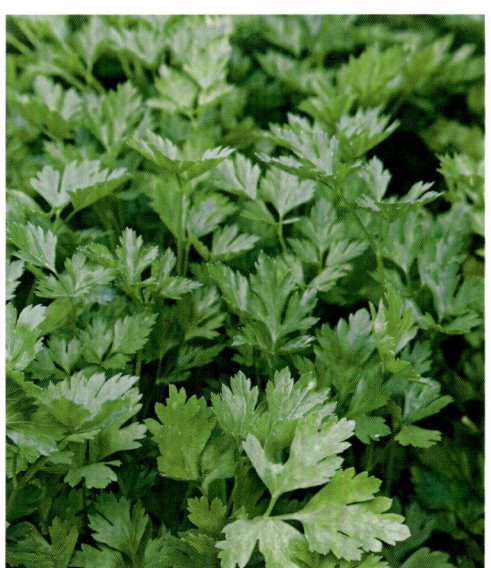

● An der Frage, ob Glatte oder Krause Petersilie aromatischer schmeckt, scheiden sich die Geister.

## Ernten & verwenden

Schneiden Sie die äußeren Blätter ab, sobald diese ausgewachsen sind. Es treiben von innen her immer neue Blätter aus. Auch sollte Petersilie geerntet werden, bevor die ersten Blüten erscheinen, da sie sonst viel von ihren Inhaltsstoffen und ihrem Aroma einbüßt.

**Verwenden:** In der Küche ist Petersilie ein absolutes Gewürz-Multitalent für Kräutersoßen, Quark, Salate, Brühen und Suppen. Ebenso passt sie gut zu Eiern, Kartoffeln, Fisch, Fleisch und Gemüse. Doch darf Petersilie in keinem Fall mitgekocht werden, denn dann verliert sie fast alle ihre wertvollen Inhaltsstoffe, den Geschmack leider inbegriffen.

Natürlich schmeckt sie frisch verwendet am besten, aber sie lässt sich auch problemlos einfrieren – am besten in gebrauchsfertigen Portionen. Zum Trocknen eignet sich Petersilie nicht, da sie dann viel von ihrem Aroma einbüßt und eher nach Heu schmeckt.

Wurzelpetersilie wird nicht wegen ihres Laubs, sondern wegen der aromatischen, an Pastinake erinnernden Wurzeln gepflanzt. Erntezeit ist Oktober und November. Zur Ernte werden sie ausgegraben, grob gesäubert, aber nicht gewaschen. So halten sie sich länger. Im Kühlschrank kann Wurzelpetersilie bis zu drei Wochen gelagert werden. In Sand eingeschlagen halten sie sich mehrere Monate frisch.

Die aromatischen Wurzeln können als Gemüse zubereitet werden, als Püree mit etwas Honig und Weinessig abgeschmeckt passen sie gut zu Fischgerichten. Aber auch Suppen und Soßen profitieren von ihrem Aroma.

● Vinaigrette mit frischer Petersilie ist vor allem in der französischen Küche ein absolutes Muss.

## Vinaigrette

*Sie ist der Klassiker unter den Salatsoßen. Nehmen Sie ein Bund Petersilie und zupfen Sie die Blätter von den Stängeln, dann die Blätter mit dem Wiegemesser ganz fein zerkleinern. Mischen Sie in einer Schüssel 120 ml Pflanzenöl, 4 EL Weinessig, 4 EL Wasser, 1 TL Dijon-Senf und 1 TL Zucker. Alles gut mit der Petersilie vermischen, mit Salz und Pfeffer abschmecken, kühl stellen und gut durchziehen lassen. Die Vinaigrette passt außer zu Salaten auch gut zu gekochten Eiern und Fleisch.*

## Harntreibend und blutreinigend

Petersilie enthält große Mengen an Vitaminen: 100 g beinthalten 166 mg Vitamin C, 1,7 mg Vitamin E, 170 mg Folsäure und 2,8 Mikrogramm Niazin. Damit ist sie wirklich eine wahre Vitamin-C-Bombe. Überragend sind auch ihre Anteile an Kalium (1.000 mg auf 100 g), Eisen (5,5 mg auf 100 g) und Kalzium (245 mg auf 100 g). Hinzu kommen ätherische Öle, wobei Glatte Petersilie Myristicin und Apiol enthält, die krause Form dagegen nur Myristicin. Auch Wurzelpetersilie enthält Apiol.

Apiol ist von großer therapeutischer Bedeutung. Es regt die Verdauung an und fördert die Menstruation, außerdem wirkt es in geringem Umfang keimabtötend. Wichtiger ist jedoch der erweiternde Einfluss auf die Blutgefäße der Nieren, wodurch die Nierentätigkeit mobilisiert wird. Die Kombination von Apiol mit Kalium, das ja in der Petersilie ebenfalls vorkommt, lässt das grüne Kraut zu einem der wirksamsten Harntreiber überhaupt werden und wirkt daher blutreinigend.

Der hohe Vitamingehalt macht das beliebte Küchenkraut zu einem wichtigen Heilmittel bei Infektionen und Abwehrschwäche, Niazin und Folsäure fördern die Blutbildung und die Funktion der Hirn- und Nervenzellen.

Der einzige Nachteil: Alle oben aufgeführten Angaben beziehen sich auf 100 g verzehrbaren Anteil, und von dem würzigen Küchenkraut isst man meist wesentlich geringere Mengen als beispielsweise von Zitrusfrüchten. Trotzdem lohnt es sich unbedingt, Gekochtes oder Salate regelmäßig mit Petersilie zu garnieren.

## Gesundheitliche Vorzüge und Besonderheiten

- Petersilie hilft bei akuten und chronischen Reizungen der Harnwege.
- Bei rheumatischen Erkrankungen wirkt Petersilie entschlackend.
- Petersilie ist harntreibend, wirkt damit blutreinigend und entschlackend.
- Petersilie wirkt vorbeugend bei Nierensteinen und Blasensteinen.
- Sie ist die ideale Quelle für Mineralstoffe, Vitamine und Spurenelemente.
- In der Petersilie enthaltene ätherische Öle können vor Lungenkrebs schützen.

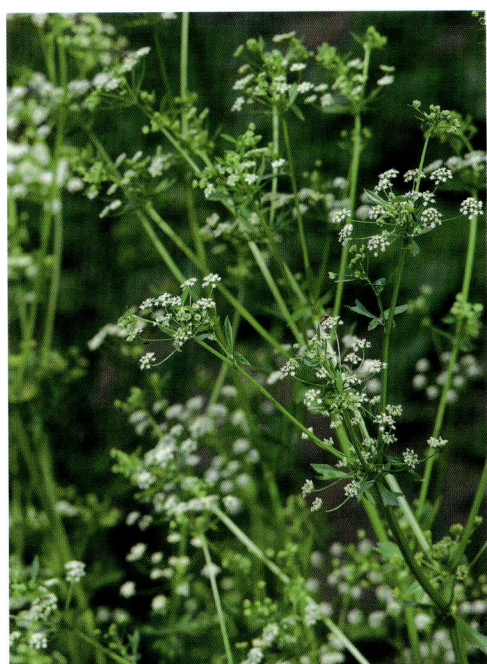

❋ Nur wenn man die Samen ernten will, sollte man die Petersilie zur Blüte kommen lassen.

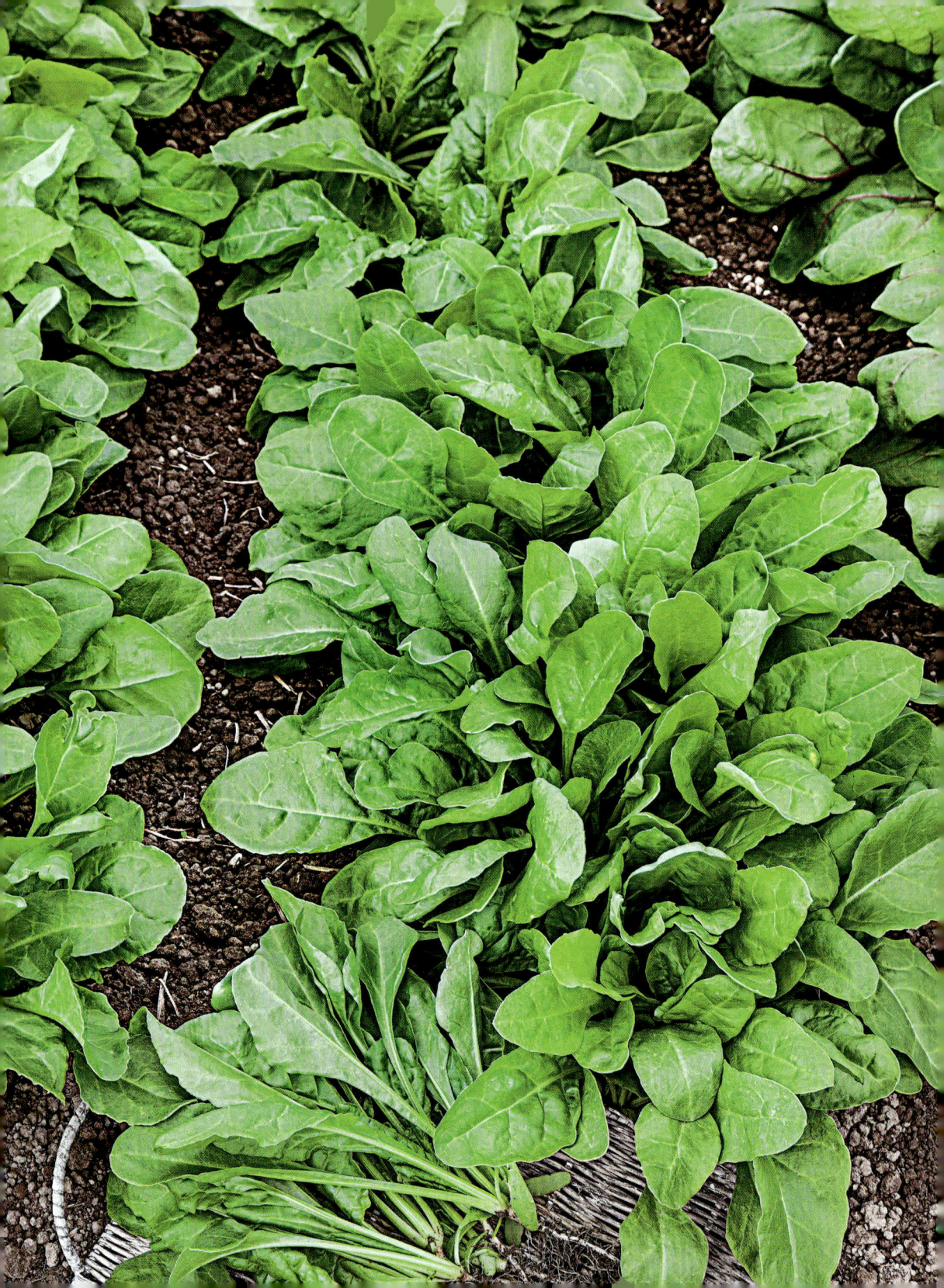

# Spinat

Auch wenn wir inzwischen wissen, das der hohe Eisengehalt von Spinat auf einem Mythos beruht, bleiben noch genug gute Gründe, das wertvolle Gemüse regelmäßig zu essen. Und trotz allem enthält er mit 3–4 mg/100 g noch mehr Eisen, als etliche andere Gemüse.

## Spinat im Garten

Spinat (*Spinacia oleracea*) ist eine unkompli-zierte Gemüseart, die in fast jedem Boden gut gedeiht, sofern dieser gut gelockert ist und sich keine Staunässe bildet. Es gibt zwei Saattermine im Jahr: im Frühjahr von Anfang März bis Mitte April für die Ernte ab Frühsommer und später im Herbst von Mitte August bis Mitte September für die Herbsternte. Der Reihenabstand be-trägt etwa 20 cm. Verziehen Sie die Saat nach dem Auflaufen auf etwa 15 cm. Die wichtigsten Pflegemaßnahmen sind eine regelmäßige Bodenlockerung und Gießen. Mit zunehmender Tageslänge bildet Spinat Blüten. Säen Sie ihn deshalb so aus, dass Anfang Juni oder dann erst wieder im Herbst geerntet wird.

## Ernten & verwenden

Sobald die Blätter etwa 20 cm groß sind, schneidet man die äußeren ab, später kann die verbliebene restliche Pflanze ganz abgeschnit-ten werden. Spinat ist in der Küche vielseitig verwendbar: als Salat, in Aufläufen und Suppen, als Belag von Pizza und gedünstet als Gemüse-beilage oder als Smoothie. Auch wenn es müh-sam ist: Verwenden Sie in der Küche möglichst frischen Spinat. Sowohl frischer als auch ge-kochter Spinat soll nicht länger als nötig gelagert werden, da sich ansonsten das in ihm enthal-tene ungiftige Nitrat in giftiges Nitrit wandelt. Soll er länger gelagert werden, friert man ihn ein.

## Spinat macht stark

Obwohl Spinat wenige Kalorien hat, ist er voll gepackt mit gesunden Vitaminen und Mineral-stoffen. Dazu gehören Kalium, Mangan, Magne-sium, Zink, Phosphor, Vitamin C, $B_1$, $B_2$, und E sowie Carotinoide. Auch Eisen und Lutein ist reichlich enthalten. Ein kleiner Schatten trübt jedoch das Glück: Spinat enthält relativ viel Oxalsäure. Menschen mit Nierenerkrankungen sollten ihn daher nur eingeschränkt essen, da er die Bildung von Nierensteinen begünstigen kann. Auch hemmt Oxalsäure die Aufnahme von z. B. Eisen im Organismus. Der Trick ist, Spinat mit solchen Lebensmitteln zu kombinie-ren, die diesen Effekt mindern, zum Beispiel Kartoffeln, Tomaten, Orangen oder Brokkoli. Die Kombination mit Fisch ist dagegen eher ungünstig. Beim Kochen reduziert sich der Oxalsäuregehalt um bis zu 50 %.

## Gesundheitliche Vorzüge und Besonderheiten

- Spinat hilft, den Blutdruck zu regulieren und verhindert Diabetes.
- Spinat unterstützt das Wachstum von Muskeln und hilft gleichzeitig beim Abnehmen.
- Spinat erhält die Leistungsfähigkeit des Gedächtnisses.

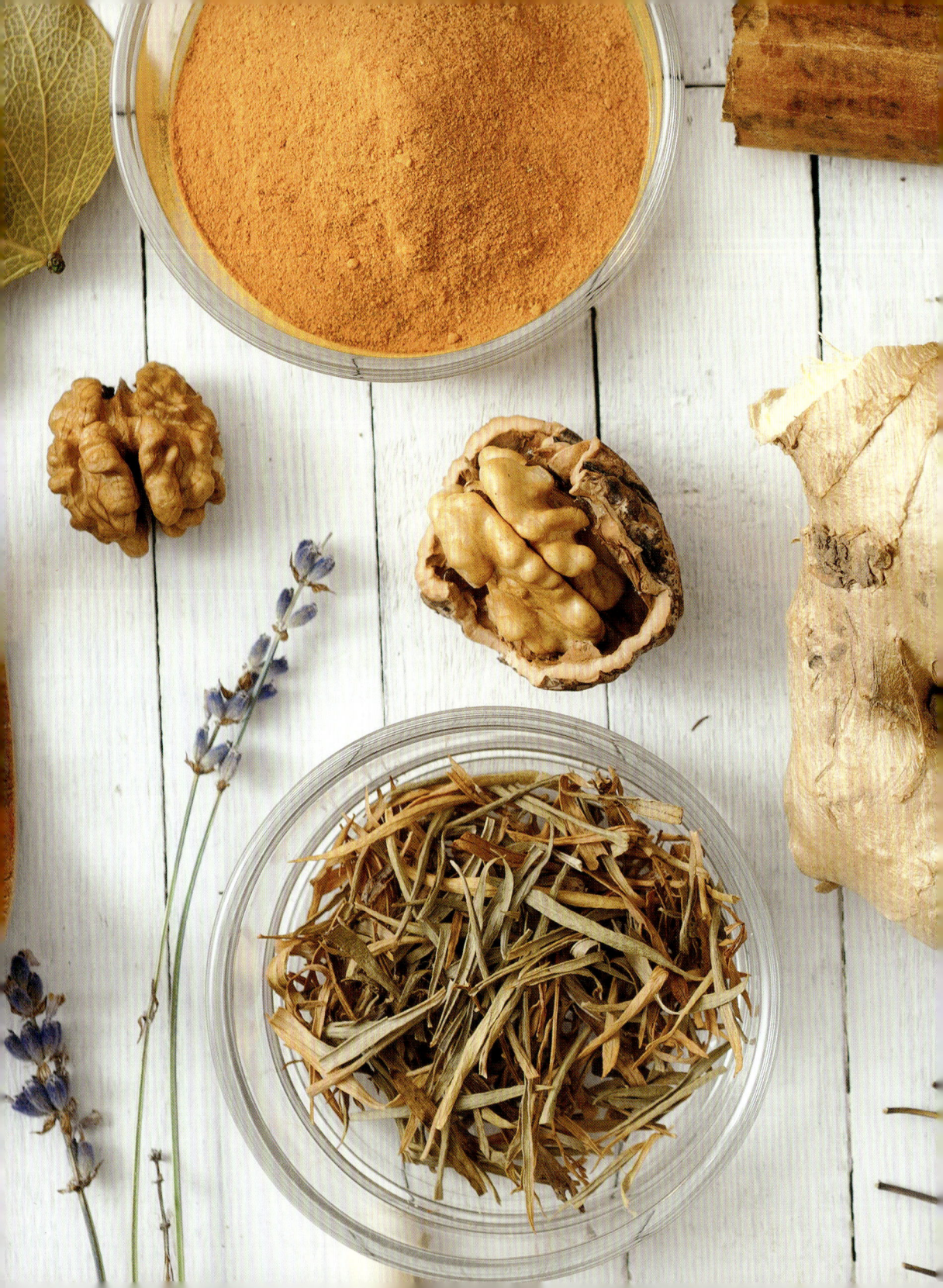

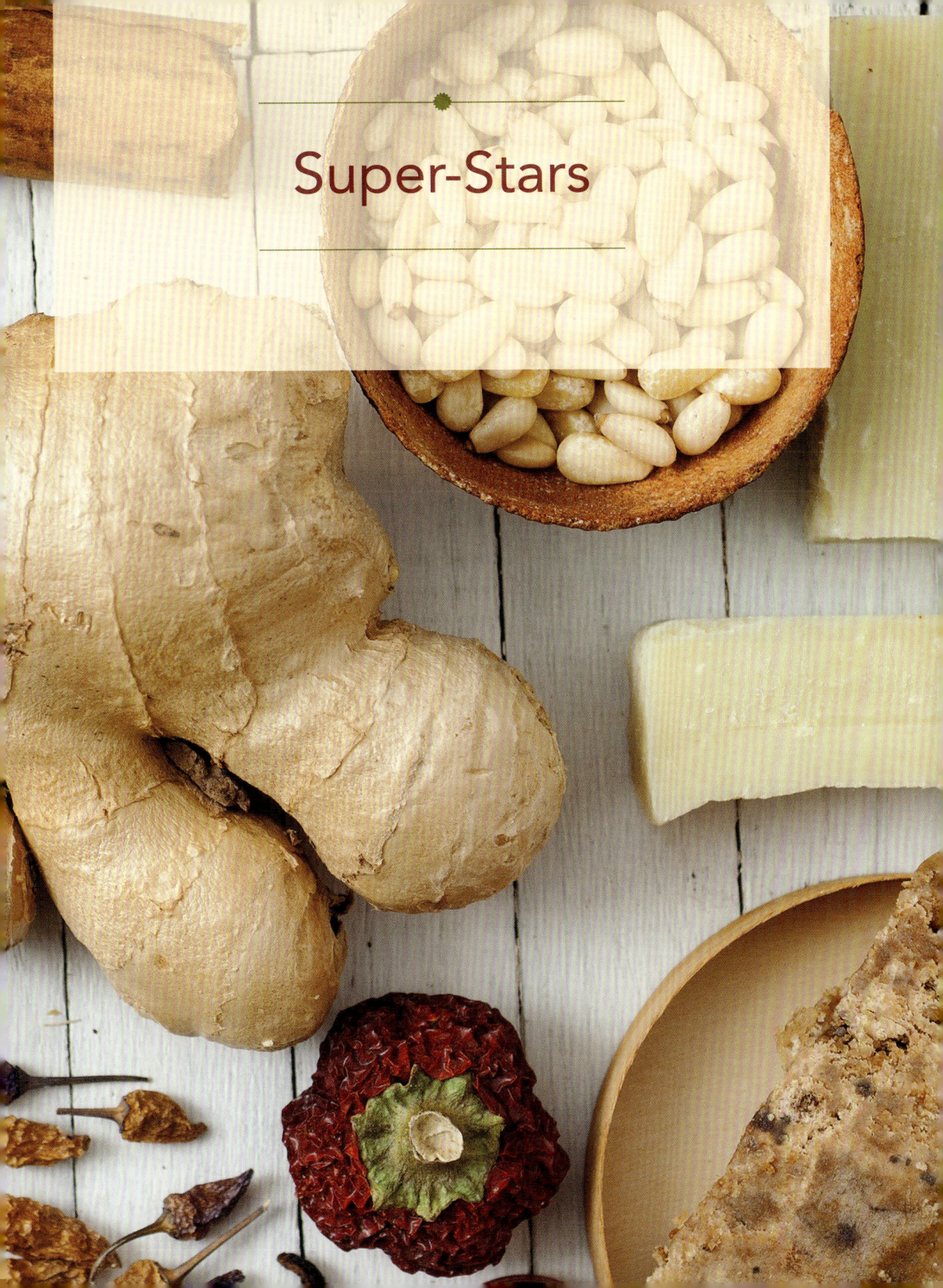

# Super-Stars

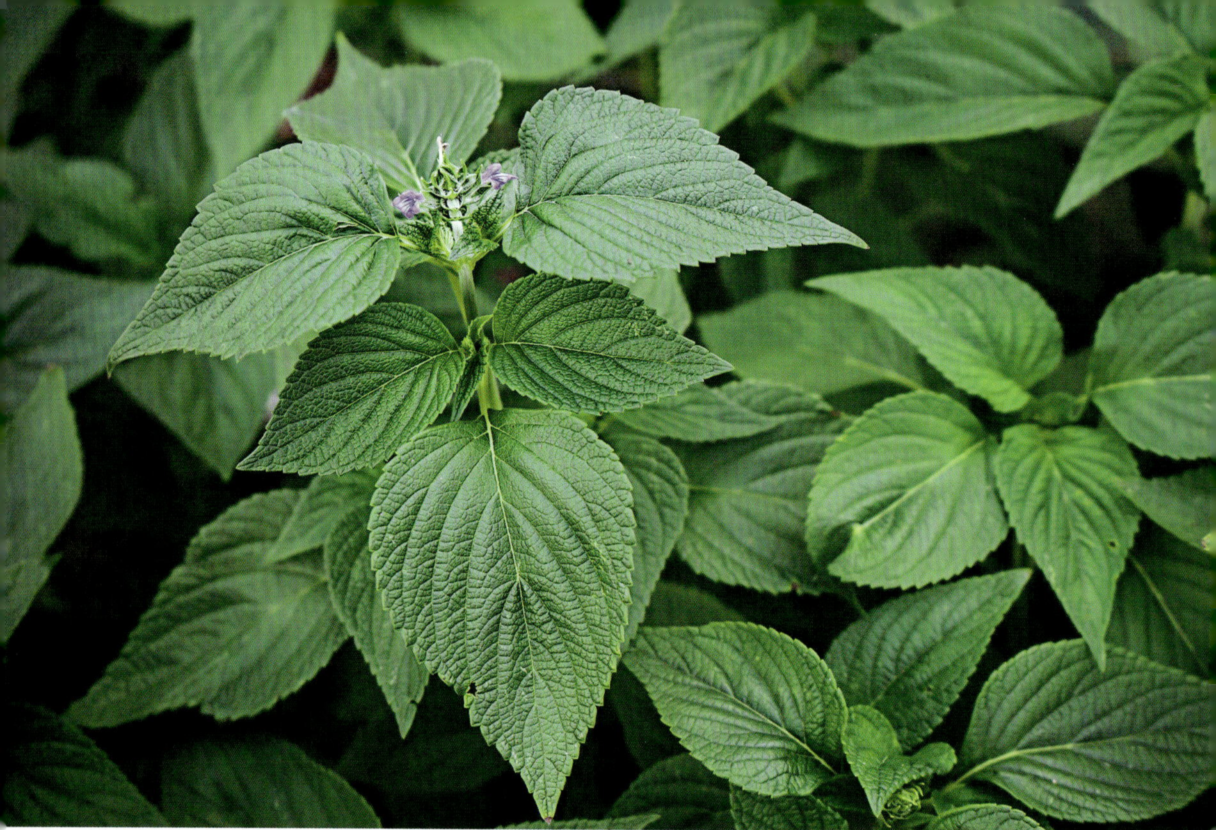

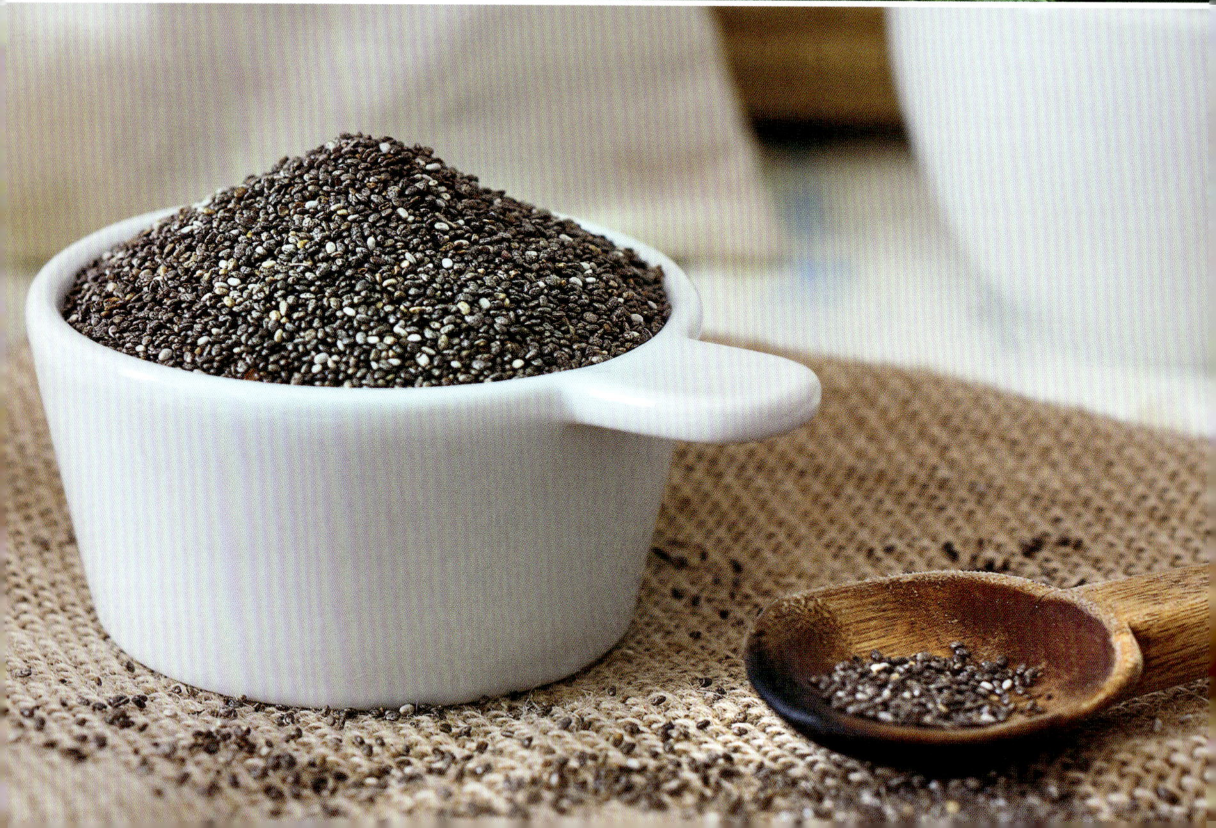

# Chia-Samen

Seit Menschengedenken ist die Chiapflanze eines der wichtigsten Grundnahrungsmittel der Völker Zentral- und Südamerikas. Seit einigen Jahren feiert das Kraut sein Comeback als nahezu perfektes Superfood. Und das zu Recht!

## Chia im Garten

Die Chia-Pflanze (*Salvia hispanica*) kann unter günstigen Bedingungen im Garten angebaut werden. Dazu säen Sie ab April die Samen breitwürfig in Pflanzschalen aus, bedecken diese mit einer dünnen Erdschicht und stellen alles an einen warmen sonnigen Platz. Die Erde sollte stets feucht sein, Staunässe ist unbedingt zu vermeiden. Wenn die Chia-Keimlinge circa 5 cm groß sind, können sie vereinzelt und ab Mitte Mai verpflanzt werden. Je nach Pflanze und Standort werden die Pflanzen 1,5–2 m hoch. Die Blüte erfolgt ab September, im Herbst können dann die Samen geerntet werden. Schneller geht es, Chia-Sprossen zu ziehen. Der Gehalt an wertvollen Inhaltsstoffen ist bei jungen Chia-Pflanzen sogar noch höher als in den Chia-Samen. Lassen Sie einen Teelöffel der Samen einige Stunden in Wasser quellen und verteilen Sie die Samen auf einem feuchten Küchenpapier auf einem Teller. Stellen Sie alles an einen hellen Platz, denn Chia-Samen sind Lichtkeimer. Halten Sie sie feucht, aber nicht nass. Die Sprossen können nach circa einer Woche geerntet werden.

## Ernten & verwenden

Von der Blüte bis zur Ausreifung der Samen dauert es etwa 45 Tage. Pflücken Sie die Blütenköpfe, stecken Sie diese in eine Papiertüte und schütteln Sie die Samen vorsichtig heraus.

Die Samen kann man so essen, unter den Frühstücksbrei mischen oder auch im Brot verbacken.

## Empfehlenswert für Veganer

Samen, Sprossen und Triebe der Chia-Pflanze sind voller Antioxidantien, Vitamine und Mineralien. Sie sind eine hervorragende Kalzium-Quelle, ihr Kalziumgehalt übertrifft den der Milch um ein Fünffaches. Chiapflanzen enthalten im Schnitt doppelt so viel Eiweiß wie andere Getreidesorten. Sie gehören damit zu den besten pflanzlichen Quellen für vollwertige Proteine und haben einen überraschend hohen Anteil an entzündungshemmenden Omega-3-Fettsäuren. Besonders geeignet sind sie für Veganer, da sie alpha-Linolensäure enthalten.

### Gesundheitliche Vorzüge und Besonderheiten

- Chia-Samen unterstützen die Ausleitung von Giftstoffen und Säuren, sie helfen den Cholesterinspiegel zu senken.
- Ballaststoffe fördern die Darmgesundheit und helfen beim Abnehmen.
- Die hohe Nährstoffdichte ist eine gute Energiequelle und fördert den Gewebeaufbau.
- Positive Wirkung bei Diabetes, Gelenkschmerzen, Schilddrüsenerkrankungen.

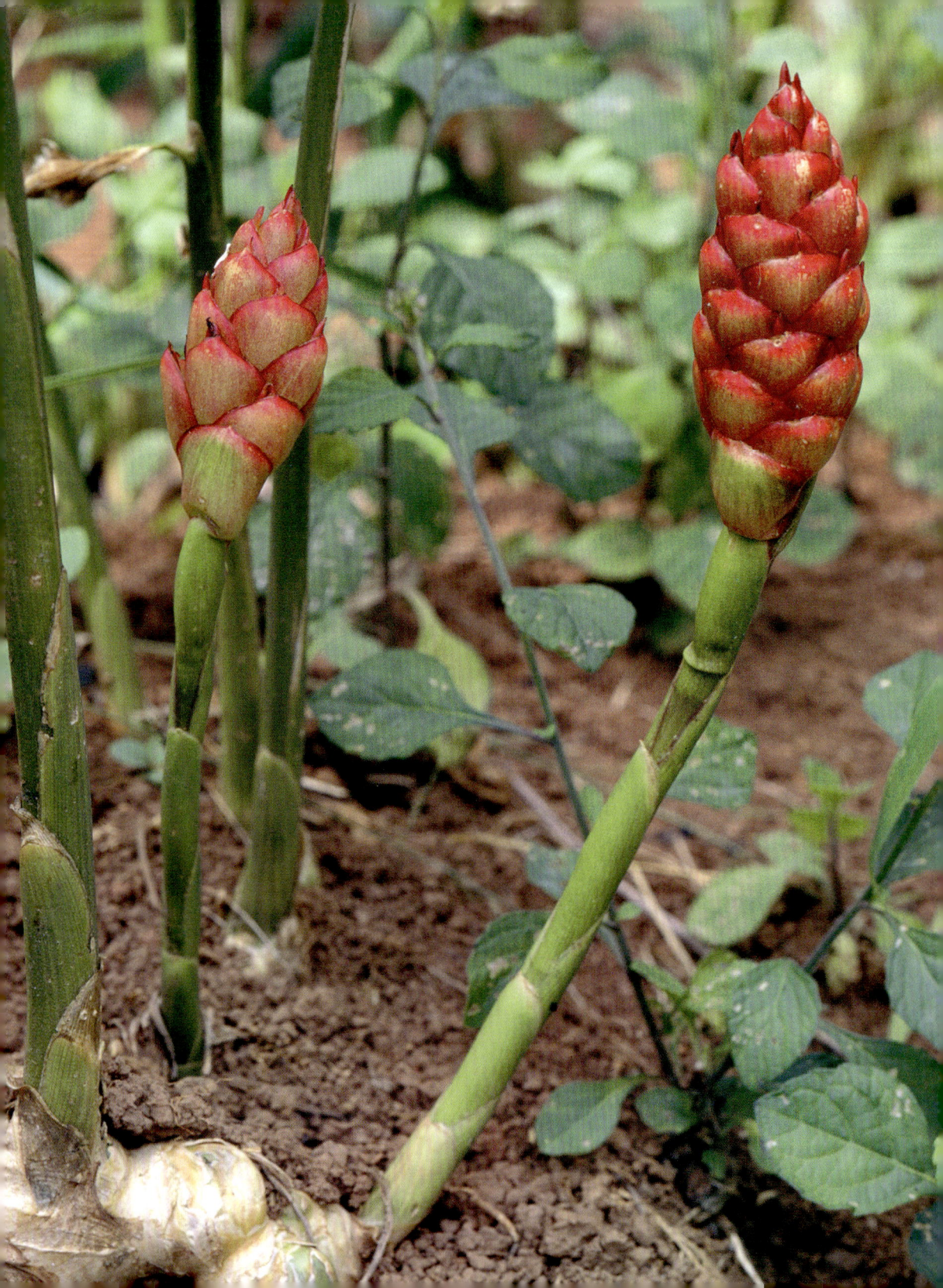

# Ingwer

Seit etlichen Jahren ist Ingwer auch bei uns eine bekannte, beliebte Zutat der gesunden, exotischen, besonders asiatischen Küche. Er ist aber viel mehr als nur ein exotisches Gewürz: Bekannt als Heilmittel wird er in Asien seit Jahrtausenden in allen möglichen Formen verwendet, um von den heilenden und gesundheitsfördernden Eigenschaften zu profitieren.

## Ingwer im Garten

Viele interessante und wunderschöne Blattschmuckpflanzen stammen aus der Verwandtschaft des Ingwers, genauer: der botanischen Ordnung *Zingiber*. Alle haben ihren Ursprung in den tropischen Regionen der Welt und lieben ein feuchtwarmes Klima. Zu dieser großen Pflanzengruppe gehören erstaunlicherweise so unterschiedliche Gewächse wie Banane, Strelitzie, Pfeilwurzgewächse und Heliconien.

Doch die bekannteste Pflanze in der Ordnung der Ingwerartigen ist der Echte Ingwer (*Zingiber officinale*). Er gedeiht in den Tropen und Subtropen und wird in Ländern wie Indien, Indonesien, China, Japan, Australien, Südamerika und in Nigeria angebaut. Ingwer wird bis zu 1 m hoch und hat lange schmale Blätter. Der Blütenstand ist auffallend mit gelb-roten Einzelblüten. Der Hauptspross besteht aus einem Rhizom, von dem aus die Nebenzweige abgehen.

Echter Ingwer ist in unseren Breiten nicht einfach zu kultivieren. In milden Sommern kann man ihn im Garten anbauen, frosthart ist er natürlich nicht. Er kann jedoch, wie seine Verwandte das Indische Blumenrohr, bei uns als Kübelpflanze im Frühjahr in den Garten gesetzt werden, wo er kräftig bis in den Herbst hinein wächst. Im Oktober werden die Rhizome dann aus dem Boden geholt und in der Küche verwertet oder zum Neupflanzen verwendet.

Für die erneute Kultur im Frühjahr verwenden Sie Knollen oder Knollenstücke. Schneiden Sie dazu eine Knolle in würfelgroße Stücke und bewahren Sie diese über den Winter trocken und in einem kühlen, dunklen Raum aus. Starten Sie im zeitigen Frühjahr mit einem Pflanzgefäß voll nährstoffreicher Erde. In dieses steckt man die Stücke mit der Schnittfläche nach oben, und bald beginnt die Pflanze zu wachsen. Sie können auch eine ganze Ingwerknolle mit sichtbaren Knospen einpflanzen und knapp mit Erde bedecken. In beiden Fällen bespannen Sie den Topf mit einer durchsichtigen, gelöcherten Plastikfolie und stellen alles an einen warmen Platz, aber ohne direktes Sonnenlicht. Es dauert einige Wochen, bis der erste Spross sichtbar wird. In warmen Räumen, mäßig feucht gehalten, wächst die Ingwerpflanze recht schnell heran und kann dann ab Ende Mai nach draußen in den Garten oder in einen größeren Kübel gepflanzt werden. Da Ingwer Staunässe nur schlecht verträgt, sollte der Kultur im Kübel der Vorzug vor dem Gartenboden gegeben werden. Als Kübelpflanze lässt sich Ingwer außerdem leichter pflegen. Zudem sind Sie flexibel und können ihn so immer an den sonnigsten Standort im Garten umstellen.

## Ernten & verwenden

Nicht nur die Ingwerknollen sind verwertbar, ab Juni können Sie bereits frische Ingwerblätter schneiden, um diese unter Salate zu mischen. Erst wenn sich die Blätter gelb färben, ist es an der Zeit, die Rhizome zu ernten. Dies ist etwa ab September der Fall. Nun entfalten die Knollen ihr volles Aroma. Wenn Sie größere Mengen ernten, können Sie diese auch trocknen, um sie pulverisiert als Gewürz zu nutzen. Eine Methode Ingwer zu trocknen ist, ihn in dünne Scheiben zu schneiden, die man an der Luft oder bei maximal 50 °C im Backofen trocknet.

**Verwenden:** Bei der Verwendung von frischem Ingwer in der Küche kann man nicht viel falsch machen, je mehr, desto besser – sofern er einem nicht zu scharf schmeckt. Am einfachsten ist es, geraspelten oder klein geschnittenen frischen Ingwer mit heißem Wasser zu übergießen und als Tee zu genießen. Ingwer passt aber zu allem, seien es Gemüse- oder Wokgerichte, Fisch oder alle Arten von Fleisch. Ebenso kann die geraspelte Knolle unter Nudeln oder Reis gemischt werden, wenn Sie Speisen eine exotische und asiatische Geschmacksnote verleihen möchten. Und was wäre Sushi ohne Ingwer? Nicht zu vergessen: Auch in Kuchen und Desserts macht Ingwer eine gute Figur. Beliebt ist er zudem kandiert oder in Kombination mit Schokolade, als Konfitüre, Topping, Sirup, Likör, Konfekt oder als Bestandteil von Würzöl, Lebkuchen, Curry-Mischungen und Chutneys. Eben ein wahres Allround-Talent!

---

### Kandierter Ingwer

*Schneiden Sie etwa ein halbes Kilogramm Ingwer in gleich dicke Scheiben oder Würfel, geben diese in einen Topf und füllen so viel Wasser ein, dass sie gerade bedeckt sind. Nun alles eine Stunde auf kleiner Flamme köcheln, das Wasser abgießen (aber nicht wegschütten,*

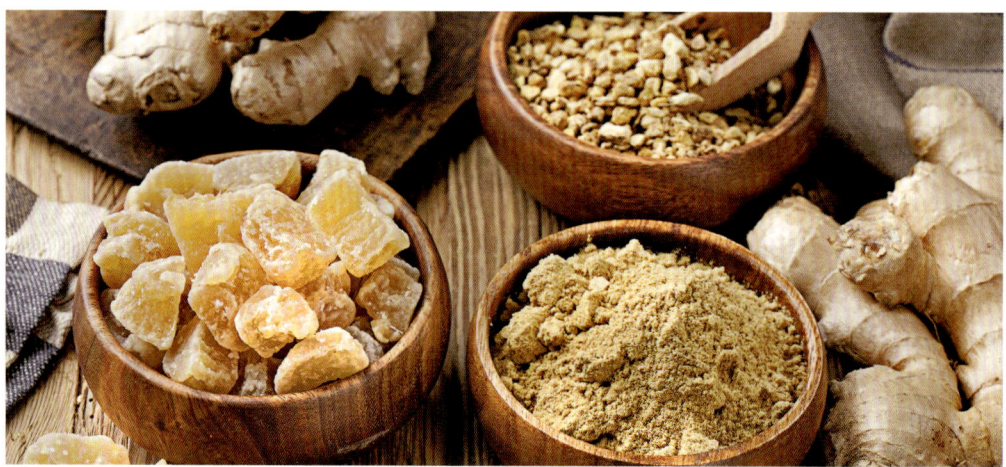

✳ Beliebt sind zwei Methoden der Konservierung von Ingwer: trocknen und kandieren. In beiden Fällen behält er viel von seinem typischen Geschmack und ist als Gewürz und Leckerei wärmstens zu empfehlen.

*sondern als Tee verwenden). Den weich ge-*
*kochten Ingwer abwiegen und mit der gleichen*
*Menge Zucker und etwas Wasser zurück in den*
*Topf geben. Nochmals alles unter Rühren auf-*
*kochen und so lange auf kleiner Hitze köcheln,*
*bis der Ingwer einen trockenen Eindruck macht.*
*Abkühlen lassen, klein schneiden, die Stücke in*
*Zucker wälzen und alles trocken aufbewahren.*

## Warum Ingwer so gesund ist

Ingwer ist eine scharfe Angelegenheit, wenngleich man sich an den Geschmack schnell ge-
wöhnt. Verantwortlich für die Schärfe ist das in
ihm enthaltene Gingerol, dem es auch seinen
englischen Namen »Ginger« verdankt. Die darin
befindlichen Scharfstoffe sollen Wärmerezepto-
ren aktivieren, was erklärt, dass man bisweilen
nach dem Genuss ein Wärmegefühl im Körper
verspürt. Weiterhin enthält der Wurzelstock
einen hohen Anteil ätherische Öle, die u. a. die
Substanzen Zingiberen, Zingiberol, Curcumen
und beta-Eudesmol enthalten. Daneben stecken
in der Ingwerwurzel Stoffe, die der Knolle ihren
typischen Geschmack verleihen. Hierzu zählen
die sogenannten Gingerole und Shogaole.

Am bekanntesten ist wohl die verdauungsfördernde Eigenschaft. Ingwer stimuliert die Verdauung indem er die Produktion der dafür
notwendigen Enzyme anregt. Gleichzeitig unterstützt er die Aufnahme wichtiger Nährstoffe und
beugt Sodbrennen, Blähungen und Geschwü-
ren vor. Jeden Tag eine kleine Menge Ingwer
kann die Verdauung normalisieren und verbessern. Idealerweise reiben Sie 1–2 TL frischen
Ingwer in eine Tasse, gießen diese mit heißem
Wasser auf und trinken den frischen Aufguss

## Gesundheitliche Vorzüge und Besonderheiten

- Ingwer hilft bei Appetitlosigkeit, Blähungen, Gastritis, Durchfall und Verdauungsbeschwerden.
- Durch die Anregung der Verdauungs-enzyme und der Verdauung wird auch das Immunsystem positiv beeinflusst.
- Ingwer hilft bei Übelkeit, Erbrechen oder Seekrankheit.
- Täglich verzehrt verringert Ingwer das Risiko einer Thrombose oder eines Schlaganfalls.
- Ingwertee kann lindernd bei Asthma wirken.
- Ingwer gilt als Mittel zur Bekämpfung von Parasiten im Darmbereich.

jeden Morgen auf nüchternen Magen. Schon
nach wenigen Tagen spüren Sie die belebende,
verdauungsfördernde Wirkung. Daneben hilft er
bei Blähungen, Völlegefühl und Appetitlosigkeit.

Und die Scharfmacher können noch mehr: Die
Inhaltsstoffe des Ingwers wirken im Körper wie
Acetylsalicylsäure, lindern also Schmerzen, däm-
men Entzündungen ein und hemmen die Blutgerinnung. Ingwerextrakte helfen so bei Muskel-
schmerzen und Rheuma. Auch ist bekannt, dass
Ingwer Linderung bei Reiseübelkeit, Seekrankheit oder bei Migräne auftauchender Übelkeit
verschafft. Er enthält Wirkstoffe, die den Brech-
reiz hemmen. Doch sollten Schwangere darauf
verzichten, da Ingwer auch die Wehen auslösen
kann. Tabu ist er zudem für Menschen, die an
Gallensteinen leiden.

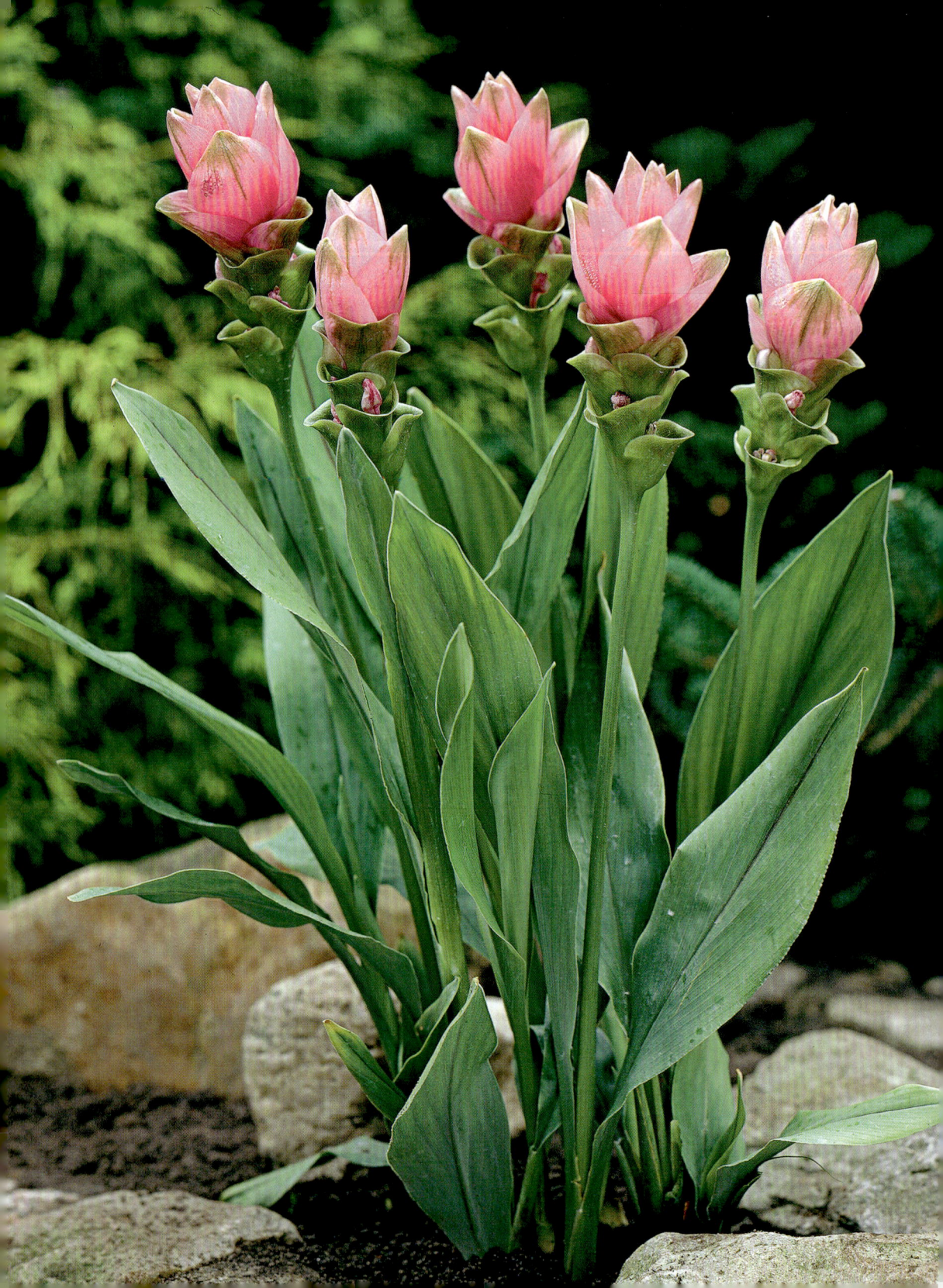

# Kurkuma

Kurkuma gehört zur Familie der Ingwergewächse und wird in Indien und weiten Teilen Südostasiens angebaut. Wer gerne indisch isst, kennt und schätzt das intensiv gelbe Pulver, das in jedes Curry gehört und ihm seine typische Farbe und eine sanfte Würze verleiht. Kurkuma zählt zu den gesündesten Lebensmitteln der Welt.

## Kurkuma im Garten

Die nicht winterharte Kurkuma (*Curcuma longa*) wird bei uns überwiegend als Kübelpflanze gehalten. Sie kann aber auch in den Garten ausgepflanzt werden. Hierfür ist es ratsam, die Pflanze im zeitigen Frühjahr im Haus vorzuziehen. Das Rhizom von Kurkuma wird dazu in einem Pflanzgefäß etwa 8 cm tief in lockere, gut durchlässige und humusreiche Blumenerde eingesetzt, mit Erde bedeckt und leicht angegossen. Nach dem Austrieb der Pflanze kann mit der Düngung begonnen werden. Mitte/Ende Mai pflanzt man ihn dann den Sommer über nach draußen ins Beet.

Im späten Herbst bzw. mit Winterbeginn werden die Blätter abgeschnitten, sofern sie nicht sowieso schon alle verwelkt sind. Die Rhizome nimmt man dann aus der Erde und überwintert sie wie Dahlienknollen. Man lässt sie dazu zuerst abtrocknen und lagert sie während des Winters in einem dunklen und vor allem trockenen Raum bei Temperaturen zwischen 14 und 16 °C. Man kann die Kurkuma-Knollen gut in einer Kiste mit Sand lagern, um sie vor dem Austrocknen zu schützen. Untersuchen Sie die Knollen ab und zu auf Schäden, beispielsweise Fäulnisstellen oder Ähnliches. Diese Knollen werden sofort aussortiert, um ein Übergreifen auf andere gesunde Knollen zu verhindern.

**Im Topf:** Wegen der Frostempfindlichkeit wird Kurkuma meist in Töpfen oder Kübeln kultiviert. Die Pflanze kann bis zu 80 cm hoch werden und fühlt sich am wohlsten im dauerwarmen Wintergarten bei konstanter Temperatur über 18 °C und hoher Luftfeuchtigkeit. Im Sommer kann Kurkuma dann auch im Freien stehen. Kurkuma mag geschützte, warme, helle bis halbschattige Standorte. Pralle Mittagssonne und Zugluft sind zu vermeiden. Wichtig ist eine gute Drainage aus Tonscherben, Blähton oder Kies als unterste Schicht. Als Pflanzsubstrat eignet sich in der Regel jede handelsübliche Blumenerde. Um die Durchlässigkeit zu verbessern, kann man ein Drittel Blähton, Lavagrus, Kies oder Splitt untermischen.

**Pflege:** Je nach Wuchs und Größe empfehlen sich 2–4 monatliche Gaben von Flüssigdünger. Ältere, starkwüchsige Exemplare können gegebenenfalls wöchentlich gedüngt werden. Ab September wird die Düngung ganz eingestellt.

Kurkuma sollte regelmäßig gegossen werden, vor allem während der Blühperiode. Danach kann man die Häufigkeit der Wassergaben reduzieren. Wichtig ist, dass Sie das Substrat zwischendurch immer wieder abtrocknen lassen, jedoch ohne dass es komplett austrocknet. Staunässe ist ebenfalls ganz zu vermeiden.

Überschüssiges Wasser in Untersetzern oder Übertöpfen sollte daher immer ausgeschüttet werden, da es ansonsten im Wurzelbereich zu Fäulnisbildung kommen kann. Während der warmen Jahreszeit ist es ratsam, die Pflanzen bzw. die Blätter ab und zu mit Wasser zu besprühen, allerdings nicht die Blüten. Auf diese sollte möglichst kein Wasser gelangen, da dies zu einer Blütenfäulnis führen kann.

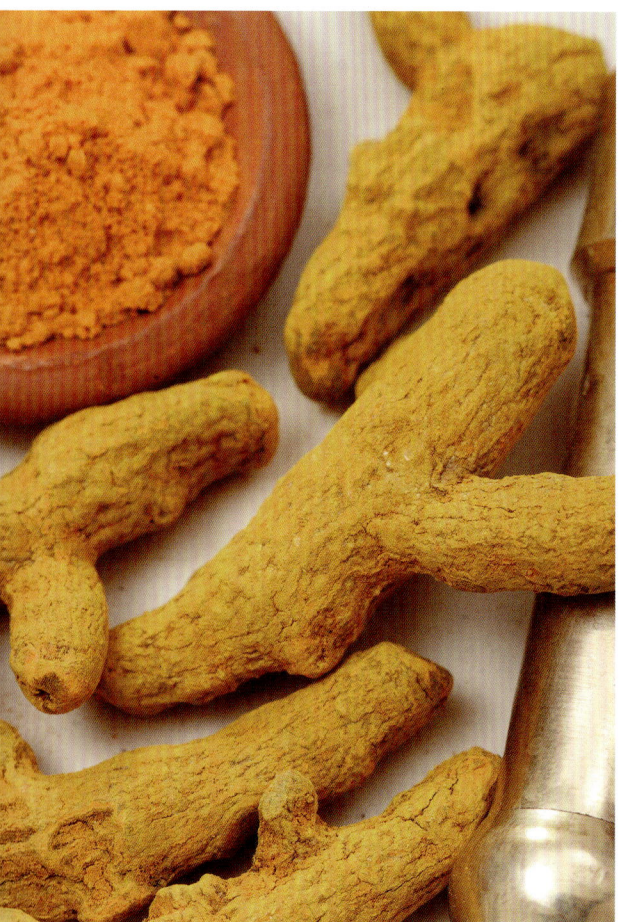

❀ Kurkuma färbt alles was damit in Berührung kommt intensiv gelb, doch verschwindet das bald von allein.

## Ernten & verwenden

Verwendet werden die getrockneten oder frischen Knollen des Wurzelstocks. In der indischen Küche benutzt man getrocknete Kurkuma für fast jede Art von Speise, so ist Kurkuma in allen Currymischungen vorhanden und sorgt für die typische gelbe Färbung.

Für die Gewinnung des Wurzelpulvers werden die nach dem Welken der Blätter geernteten Rhizome und die langen Äste des Wurzelstocks verarbeitet. Vor dem Trocknen die Wurzelstöcke mit heißem Wasser überbrühen, um ein Austreiben zu verhindern.

Die frische Wurzel kommt besonders in der asiatischen Küche frisch gerieben zum Einsatz. Die Wurzel wird wie Ingwer verarbeitet, gerieben, gemörsert oder klein geschnitten und den Speisen zugegeben. Der frische Wurzelstock riecht aromatisch und schmeckt herb und leicht brennend. Die frische Wurzel lässt sich auch problemlos einfrieren und am besten im gefrorenen Zustand mörsern oder zerreiben.

### Milchdrink mit Kurkuma

*Einen Powerdrink, der Sie fit und gesund hält und den Sie am besten täglich trinken sollten, können Sie wie folgt zubereiten: Mischen Sie 1 TL getrockneter und gemahlener Kurkuma mit Hafer- oder Sojamilch. Geben Sie etwas frisch gemahlenen Pfeffer dazu und ein Öl Ihrer Wahl, zum Beispiel Kürbiskernöl. Alternativ können Sie auch Mandel-, Haselnuss, Dinkel- oder verdünnte Kokosmilch verwenden.*

## Einer für (fast) alles

Die Wunderwurzel Kurkuma gilt als eines der gesündesten Lebensmittel der Welt. Es hilft bei Krebserkrankungen, beugt Alzheimer vor, leitet Schwermetalle aus, stärkt die Leber und ist gleichzeitig ein starkes Antioxidans.

Kurkuma enthält als wirksamen Bestandteil Curcumin. Dieses ist in jeder Dosierung wirksam, je mehr, je besser. Die Wirkung können Sie noch verstärken, wenn Sie es mit schwarzem Pfeffer kombinieren. Auch etwas Öl hilft, da Kurkuma und dessen Hauptwirkstoff Curcumin schlecht wasserlöslich ist. Kurkuma ist die ideale Gesundheitsprävention und hält Sie vor allem geistig fit.

Von Alzheimer bis hin zu Krebs, Kurkuma kommt bei vielen Leiden zum Einsatz und steht im Mittelpunkt der Forschung. Wissenschaftler konnten die Vorteile von Kurkuma zur vorbeugenden Behandlung bei Lungen-, Darm- und Leberkrebs nachweisen. Auch seine antibiotische Wirkung ist von Nutzen. Kurkuma in der Detox-Kur wirkt entgiftend, magenstärkend und fördert die Eiweißverdauung. Auch hilft er bei Übelkeit, Blähungen, Anämie, Asthma, Husten, Prellungen und Darmentzündungen.

Kurkuma hat einen sehr positiven Einfluss auf das Nervensystem und beugt neurodegenerativen Prozessen vor. Auch bei Diabetes kommt er zum Einsatz. Dazu schützt Kurkuma vor Schlaganfall und Herzinfarkt, hemmt die Tumorbildung, stärkt das Immunsystem und unterstützt den Heilungsprozess bei Arthrose. Er vermag die Blutfettwerte im Normalbereich zu halten und hat eine zellschützende Eigenschaft. Auch in der westlichen Medizin hat er Karriere gemacht.

## Gesundheitliche Vorzüge und Besonderheiten

- Belegt ist die Wirkung von Kurkuma zur Prävention und im Kampf gegen Krebs, beispielsweise gegen Prostatakrebs und bei Leukämie. Allgemein schützt es vor Krebs und verhindert die Ausbreitung von Tumoren.
- Kurkuma erhält die Zahngesundheit und hilft in der Zahnmedizin bei der Ausleitung von Quecksilber.
- Kurkuma schützt das Gehirn vor den Folgen von übermäßigem Alkoholkonsum und hilft bei der Regeneration von Nervenschäden.
- Kurkuma hat einen schützenden Effekt auf die Leber und beugt Gallensteinen vor.
- Kurkuma bietet Schutz vor der Einlagerung von Fetten in den Arterien.
- Viele Studien haben gezeigt, dass Kurkuma entzündungshemmend wirkt.
- Auch bei Hautleiden hilft er. Belegt ist die Wirkung bei Schuppenflechte.
- Kurkuma steht im Focus der Alzheimerforschung, es kann vor Alzheimer schützen und dessen Ausbreitung verhindern. Insgesamt unterstützt es das Gehirn und beugt neurodegenerativen Prozessen vor.
- Kurkuma unterstützt das Immunsystem bei der Bildung von T-Zellen, die unerlässlich sind für die Bekämpfung von eingedrungenen Krankheitserregern.
- Kurkuma schützt vor Herzinfarkt und hilft bei Diabetes.

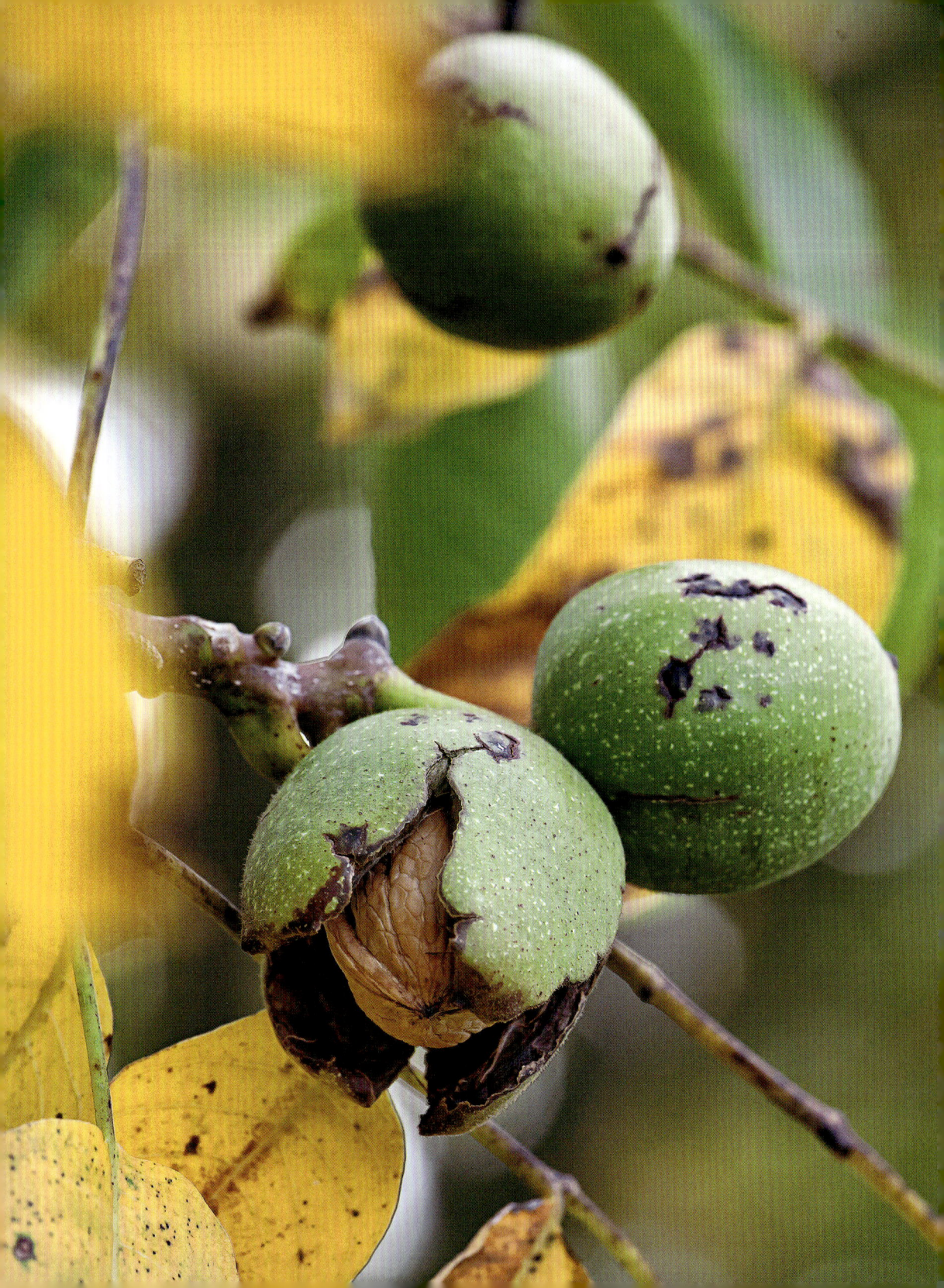

# Walnuss

Harte Schale, gesunder Kern: Walnüsse haben es in sich. Es gibt viele gute Gründe, öfter einmal eine Handvoll davon zu knabbern, frei nach dem Motto »A hand full a day, keeps the doctor away«. In Sachen Antioxidantien sind sie sogar Nummer eins, und die spezielle Zusammensetzung hochwertiger und gesunder Fette ist vor allem für Veganer von Interesse.

## Walnüsse im Garten

Botanisch gesehen gehört die Walnuss (*Juglans regia*), auch Welsche Nuss genannt, zum Steinobst. Die grüne, sich bei Fruchtreife schwarz verfärbende Schale birgt den nussartigen Kern. Der rundkronige Baum wird stolze 20–30 m hoch und mehr als 10 m breit. Der Standort will also gut überlegt sein, damit dieser Baumriese nicht irgendwann den gesamten Garten beschattet. Und ein Umpflanzen vertragen Walnussbäume sehr schlecht.

Anfangs wachsen Walnussbäume langsam, sie legen dann aber schnell zu. Die Pflanzen bevorzugen einen sonnigen bis halbschattigen, warmen, geschützten Standort in schwach saurem bis kalkhaltigem, tiefgründigem Boden (pH-Wert 6–7,5). Ideal ist sandiger Lehm, denn die Bäume treiben tiefe Pfahlwurzeln nach unten. Ausgewachsene Bäume sind frosthart bis −20 °C, Jungpflanzen vertragen jedoch keine scharfen Fröste. Deshalb gedeihen Walnüsse dauerhaft nur in milden Klimaregionen und nicht in Höhenlagen über 750 m.

**Pflanzen:** Das Pflanzen eines Walnussbaums ist etwas mühsam und bedarf besonderer Vorbereitung, doch die Mühe lohnt. Das Pflanzloch sollte doppelt so breit und so tief sein wie der Wurzelballen, jedoch idealerweise mindestens einen Quadratmeter groß und 50 cm tief sein. Reichern Sie die Pflanzerde mit Kompost an und mischen Sie noch bis zu 2 kg Langzeitdünger dazu, eine Handvoll Hornspäne kann ebenfalls in das Pflanzloch gegeben werden. Die wertvollen Nährstoffe unterstützen den Walnussbaum in der Anwachsphase. Nachdem der Baum im Pflanzloch steht, wird dieses mit der Erde aufgefüllt und zwischenzeitlich immer gut angegossen. Die Erde gut festtreten.

**Pflege:** Einmal angewachsene Walnussbäume sind pflegeleicht und genügsam. Sie sollten so wenig wie möglich geschnitten werden. Falls nötig, sind lediglich störende Äste oder nach einem strengen Winter erfrorene Äste zu entfernen. Falls der Wuchs korrigiert werden muss, schneidet man im Spätsommer.

**Sorten:** Aus Samen gezogene Bäume fruchten frühestens nach 10 Jahren, veredelte schon nach 3–4 Jahren. Veredelte Sorten entwickeln auch kleinere Kronen als die wüchsigen Sämlinge und sind daher insgesamt besser für Hausgärten geeignet. Zudem fallen die Früchte veredelter Sorten größer aus. Im Gartenfachhandel sind zahlreiche Sorten erhältlich.

Walnüsse sind selbstfruchtbar. Das bedeutet sie bringen Ende Mai/Anfang Juni an einem Baum sowohl weibliche als auch männliche Blüten hervor. Diese blühen aber nicht immer zur gleichen Zeit auf, so dass es in manchen Jahren nicht zu einer Bestäubung kommt. Der Ertrag fällt daher besser aus, wenn zusätzlich eine andere Sorte gepflanzt wird. Im Sommer entwickeln sich dann die grünen Früchte mit glatter Schale, die sich im September/Oktober dunkel verfärben und erntereif werden.

## Ernten & verwenden

Wenn ab September bis Oktober die ersten Nüsse vom Baum fallen, kann die Ernte beginnen. Die Nüsse sollten nicht mit Stangen von den Zweigen geschlagen werden, weil die Bäume darunter leiden. Es genügt, mehrmals wöchentlich die von selbst herabgefallenen Nüsse aufzusammeln. Schmutzige Nüsse können rasch in einem Bottich mit kaltem Wasser gewaschen werden, um Schalenreste und Erdanhaftungen zu beseitigen. Anschließend

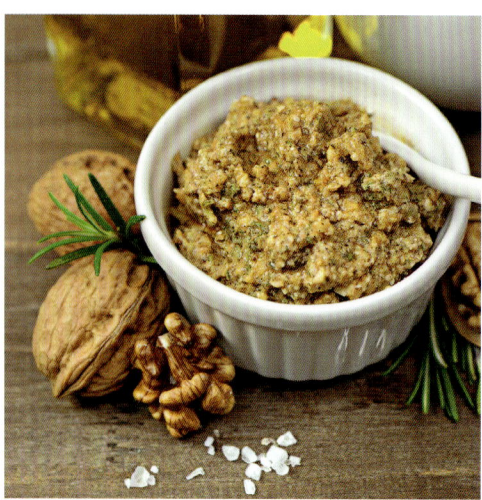

● Walnüsse in Form von Pesto oder auch in Soßen sind gleichermaßen nahrhaft und schmackhaft.

werden sie verlesen, gesäubert und einlagig in luftigen Obsttragen geschichtet und an der Sonne getrocknet.

Die luftige und trockene Lagerung von Walnüssen ist besonders wichtig, da wenn sie schimmeln das giftige Aflatoxin entsteht, welches die Leber schädigen kann. Der beste Schutz ist es, Walnüsse zügig zu verbrauchen. Ein weiteres Problem bei der Lagerung ist das der Lebensmittelmotten, die ihre Eier an den flacheren Enden der Nüsse ablegen. Dort befindet sich ein winziges Loch, durch das die noch winzigeren, frisch geschlüpften Larven hineinkriechen, um sich über das Innere herzumachen. Die Walnüsse lagern Sie also am besten in einem sicheren Leinenbeutel.

**Verwenden:** Walnüsse sind nicht nur eine gesunde Knabberei, auch in der Küche kann man sie vielseitig verwenden. Beispielsweise in Panaden, als Zutat zu Aufläufen, Soßen, Salaten, Pasta und zahllosen Desserts. Und nicht zu vergessen in Brot, Kuchen und vielerlei Gebäck. Sie passen auch zu Fleischgerichten, eine georgische Spezialität ist beispielsweise Hähnchen in Walnusssauce.

Die noch unreifen grünen Walnüsse sind ebenfalls von Nutzen. Sie werden bis zum 24. Juni gesammelt, die innere hölzerne Schale darf sich noch nicht ausgebildet haben. Die unreifen Nüsse können eingelegt werden, aus ihnen wird aber auch der beliebte Nusslikör hergestellt. Beim Verarbeiten von grünen Walnüssen sollte man Handschuhe tragen. Die in den Schalen enthaltenen Gerbstoffe färben die Haut intensiv und lang anhaltend braun, weshalb die

Schalen übrigens auch als natürliches Haar-
färbemittel verwendet werden.

## Walnuss-Pesto

*Diese Köstlichkeit passt bestens zu Pasta, Kar-
toffeln oder Brokkoli und anderen Gemüsen.
Auch mit Käse und Brot schmeckt es einfach
gut. Die Herstellung ist denkbar einfach: Geben
Sie eine gute Handvoll Walnusskerne, 3 Knoblauchzehen, 6–8 EL Rapsöl, 1–2 EL Zitronensaft und ein Bund Petersilie oder Basilikum in
einen Mixer und pürieren Sie alles gut. Dann
mit Salz und Pfeffer abschmecken. Wer mag,
kann noch Cashewnüsse dazugeben und dem
ganzen mit Chili etwas Schärfe verleihen. Das
Pesto im Kühlschrank aufbewahren. Die obere
Schicht sollte immer mit Öl bedeckt sein.*

### Gesundheitliche Vorzüge und Besonderheiten

- Walnüsse können das Risiko von hohen Blutzuckerwerten, erhöhten Blutfettwerten und Bluthochdruck reduzieren.
- Walnüsse können helfen das Risiko von Brustkrebs zu reduzieren und allgemein das Wachstum von Krebs-zellen und Tumoren zu verlangsamen.
- Walnüsse beugen Alzheimer vor, erhöhen die Denkleistung und verhin-dern geistigen Leistungsabfall. Sie sind ideale Nahrung für das Gehirn.
- Auch Herz-Kreislauf-Erkrankungen wird durch den regelmäßigen Verzehr von Walnüssen vorgebeugt. Sie beugen Herzinfarkt und Schlaganfall vor.

### Lachs für Veganer

Die Besonderheit von Walnüssen beruht auf
der Zusammensetzung der in ihnen enthaltenen Fette. Die Walnuss ist nämlich enorm reich
an lebensnotwendigen, mehrfach ungesättigten
Fettsäuren. Und an Omega-3-Fettsäuren, von
denen 100 g Walnüsse fast doppelt so viel auf-
weisen wie beispielsweise die gleiche Menge
Lachs. So besitzt sie unter allen Nüssen den
höchsten Gehalt an Alpha-Linolensäure, die
auch zur Gruppe der Omega-3-Fettsäuren gehört. Das Mengenverhältnis der herzgesunden
Fettsäuren Alpha-Linolensäure und Alpha-Linol-
säure (das ist eine Omega-6-Fettsäure) ist mit
1:4 geradezu ideal. 100 g Walnüsse enthalten
9 g Alpha-Linolensäure. Damit sind Walnüsse
wirksamer bei der Senkung des LDL-Cholesterin
als beispielsweise Seefisch. Schon eine Handvoll Walnüsse am Tag reichen aus, um den
Tagesbedarf an Omega-3-Fettsäuren zu decken,
das Herz zu schützen und den Cholesterinspiegel messbar zu senken.

Davon abgesehen enthalten Walnüsse Polyphenole, Kalium, Zink, Magnesium, Eisen,
Vitamin C, E und Vitamine der B-Gruppe. Alles
zusammen macht sie zu einem hochwirksamen
Antioxidans. Mehr als alle anderen Nüsse schützen sie das Körpergewebe vor aggressiven
freien Radikalen. Einziger Nachteil: Mit 663 kcal
pro 100 g schlägt die Walnuss bei Diäten
schwer zu Buche. Doch bereits der Verzehr
von 7–8 Walnüssen pro Tag reicht aus, um
gesundheitlich davon zu profitieren.

# Super-Exotisch

Im Folgenden noch einige »exotische« Superfoods, die nicht unerwähnt bleiben sollen, vor allem solche, die für den Eigenanbau im Garten nicht geeignet sind oder noch weitgehend unbekannt.

## Avocado

Obwohl sie weltweit zu den fettreichsten Früchten zählen, sind Avocados dank ihrer vielen gesunden Inhaltsstoffe gut für die Gesundheit und helfen sogar beim Abnehmen. Ungesättigte Fettsäuren liefern Energie, regen die Fettverbrennung an und beugen Herzerkrankungen und Schlaganfällen vor. Sie helfen den Cholesterinspiegel zu senken und ihre entzündungshemmenden Eigenschaften helfen bei Leberschäden und Arthritis. Auch für Diabetiker ist sie empfehlenswert, da sie die Insulinaktivität verbessern kann.

**Wichtige Inhaltsstoffe:** Carotinoide, Beta-Carotin, Vitamin $B_1$, Vitamin $B_3$, Vitamin $B_5$, Vitamin E, Kalium, ungesättigte Fettsäuren, Ölsäure, Proteine, Ballaststoffe.

**Verwendung:** Sie sind eine interessante Alternative zu Butter oder einfach ein leckerer Brotaufstrich. Püriert, zusammen mit Tomatenstückchen, Zitronensaft, Chili, Salz und Pfeffer ergibt sie Guacamole, sie passt auch zu Pasta, Schokolade, Salaten und vielem mehr.

## Banane

Nach dem Apfel sind Bananen unser zweitliebstes Obst, gemessen am Pro-Kopf-Verbrauch. Sie sind gut aufzubewahren, praktisch zu transportieren und ein sättigender, energieliefernder Snack für zwischendurch. Und dazu schmecken Sie einfach gut. Bananen enthalten aber auch viele wertvolle Inhaltsstoffe, an erster Stelle Kalium, das hilft, den Blutdruck aufrechtzuerhalten. Reichlich Ballaststoffe regulieren die Darmtätigkeit. Präbiotika dienen unseren Darmbakterien als Nahrung, helfen insgesamt die Verdauung zu verbessern und stimulieren das Immunsystem. Tryptophan, das im Körper in Serotonin umgewandelt wird, verbessert die Stimmung und sorgt für einen erholsamen Schlaf. Tyrosin verbessert die Konzentration und Aufmerksamkeit.

**Wichtige Inhaltsstoffe:** Kalium, Präbiotika, Ballaststoffe, Magnesium, Mangan, Beta-Carotin, Alpha-Carotin, Glucose, Saccharose, Fructose, Tyrosin und Tryptophan.

**Verwendung:** In der Küche vielseitig verwend- und kombinierbar, so in Milchmixgetränken, Smoothies, Fruchtsäften, als Dessert geschmort oder gebacken, in süßen Aufläufen, Brot, Kuchen, Desserts, Eis; aber auch herzhaft in Currygerichten. Reife Bananen kann man auch als Ersatz für Eier zum Backen verwenden.

## Camu-Camu

Camu-Camu (*Myrcaria dubia*) ist eine Beere, die im südamerikanischen Regenwald zu Hause ist. Sie gilt als eines der Vitamin-C-reichsten Nahrungsmittel der Erde, pro 100 g enthält sie 2.800 Milligramm des unentbehrlichen Vitamins. Das ist 30–40 mal so viel wie eine Orange! Die Beeren unterstützen das Immunsystem und wirken allgemein vitalisierend und unterstützend für wichtige Körperfunktionen, sind entzündungshemmend und unterstützen die Kollagenwirkung. Sie wurden auch erfolgreich zur Behandlung von Herpes simplex und Gürtelrose eingesetzt.

**Wichtige Inhaltsstoffe:** Vitamin C, Vitamin B, Aminosäuren, Kalzium, Phosphor, Kalium, Eisen, Ballaststoffe, Bioflavonoide.

**Verwendung:** Bei uns sind die Beeren in Kapselform oder als Pulver im Handel. Dieses lässt sich leicht in Säfte, Smoothies oder Desserts mischen.

## Mandeln

Mandeln gehören, wie z. B. Pfirsiche, zum Steinobst. Der Baum gedeiht besonders gut im Mittelmeerraum. Mandeln machen gesund und stark. Eine Portion täglich zügelt den Appetit und wirkt regulierend auf den Blutzuckerspiegel. Dazu wirken sie regelnd auf den Blutdruck, verbessern den Blutfluss und senken das Risiko von Herzerkrankungen. Ihr hoher Gehalt an Vitamin E macht sie auch zu einer Geheimwaffe im Kampf gegen die Hautalterung. Das günstige Verhältnis von Proteinen und Kohlenhydraten hilft bei Gewichtsproblemen.

**Wichtige Inhaltsstoffe:** Protein, ungesättigte Fettsäuren, Kalzium, Magnesium, Vitamin E, Ballaststoffe

**Verwendung:** Ideal ist eine Handvoll täglich statt einer Zwischenmahlzeit. Für das Müsli, in Form von Mus als Brotaufstrich, als Mandelmilch, zu Suppen, in Marzipan, Kuchen und Gebäck, Desserts, geröstet und kandiert, gemahlen zum Andicken von Soßen und gehackt zu Gemüse- und Fleischgerichten, aber auch pikant mit Oliven oder in Öl eingelegt.

## Papaya

Papaya ist auch bei uns schon seit Längerem auf Märkten im Angebot. Ursprünglich stammt sie aus Mittelamerika, wird aber inzwischen weltweit angebaut. Papayas enthalten Papain, ein eiweißspaltendes Enzym, das im Darm hilft, Eiweiße zu verdauen. So hilft Papaya bei Verstopfungen, schwacher Bauchspeicheldrüse, Blähungen und ähnlichen Unpässlichkeiten. Papain soll auch bei Cellulite helfen. Die Kerne sollte man auf jeden Fall nicht wegwerfen. In Ihnen steckt das Papin, außerdem verfügen sie über eine antibakterielle Wirkung, besonders schützen sie vor Magen-Darm-Infektionen und Darmparasiten. Traditionell verwendet man Papaya als Heilmittel bei Dengue-Fieber. Unreife Früchte finden Verwendung in der Krebstherapie.

**Wichtige Inhaltsstoffe:** Papain, Vitamin C, Vitamin A, Beta-Carotin, Vitamin $B_1$, $B_2$, $B_3$, $B_5$ und Folsäure, Magnesium, Kalium, Eisen, Ballaststoffe.

**Verwendung:** Reife Früchte samt Kerne für den Rohverzehr, als Saft oder Smoothie. Aus den noch grünen, unreifen Früchten bereitet man Papaya-Salat und Chutneys zu. Auch die Kerne sind essbar, getrocknet zum Knabbern zwischendurch oder gemahlen wegen ihres scharfen Geschmacks als Pfefferersatz.

## Schisandra

Die Schisandra-Beere *(Schisandra chinensis)* aus der Familie der Sternanisgewächse ist eine Heilpflanze der traditionellen chinesischen Medizin. Der frostharte Kletterstrauch gedeiht auch problemlos bei uns. Er benötigt ein Spalier, mag Halbschatten und ist ansonsten pflegeleicht. Geerntet wird ab August, wenn sich die Beeren tiefrot gefärbt haben. Der ungewöhnliche Geschmack der Beeren hat ihr den Namen Wu-Wie-Zi, die »Beere der fünf Geschmäcker« eingebracht. In China werden die Beeren bei zahlreichen Leiden angewendet. Dazu gehören Inkontinenz, Nieren- und Kreislaufprobleme, psychische Störungen, Erkrankungen der Atemwege, Hautausschläge und andere mehr. Schisandra soll eine kräftigende Wirkung auf das Gedächtnis haben und die Konzentration verbessern. Besonders hervorzuheben ist ihre hervorragende leberstärkende Wirkung. Berühmt wurde sie auch für ihre Anti-Aging-Wirkung, da sie vorzeitigen Alterserscheinungen entgegenwirkt. In China genießt sie einen Ruf als Jungbrunnen.

**Wichtige Inhaltsstoffe:** Lignane, Phytosterole, Vitamin C und Vitamin E, ätherische Öle, Fruchtsäuren.

**Verwendung:** Frischverzehr, verwendet werden bei uns hauptsächlich die getrockneten Beeren, man kann diese täglich über einen längeren Zeitraum gründlich kauen. Der Geschmack ist jedoch gewöhnungsbedürftig. Tee aus den getrockneten Beeren steigert die Vitalität, Tee aus frischen Beeren hilft bei Husten.

# Adressen, die Ihnen weiterhelfen

## Gartenfachhandel

**Bioland Hof Jeebel**
Biogartenversand oHG
Jeebel 17
29410 Salzwedel OT Jeebel
Tel.: 03 90 37/781
www.biogartenversand.de

**Gärtner Pötschke GmbH**
Beuthener Str. 4
41564 Kaarst
Tel.: 0 18 05/86 11 00
www.poetschke.de

**Dehner GmbH & Co KG**
Donauwörther Str. 3–5
86641 Rain am Lech
Tel.: 0 90 90/78 97 89
www.dehner.de

## Kräuter und Stauden

**Artemisia – Allgäuer Kräutergarten**
Hopfen 29
88167 Stiefenhofen
Tel.: 0 83 86/96 05 10
www.artemisia.de

**Blumenschule Sabine Friesch**
Augsburger Straße 62
86956 Schongau
Tel: 0 88 61/73 73
www.blumenschule.de

**herb's Bioland Gärtnerei & Pflanzenversand**
Stedinger Weg 16
27801 Dötlingen OT Nuttel
Tel.: 0 4432/9 40 03
www.herb-s.de

**Kräuter- und Staudengärtnerei Mann**
Schönbacher Str. 25
02708 Lawalde
Tel.: 0 35 85/40 37 38
www.staudenmann.de

**Kräuterey Lützel**
Gabriele Lauber
Im Stillen Winkel 5
57271 Hilchenbach OT Lützel
Tel.: 0 27 33/38 46
www.kraeuterey.de

**Otzberg-Kräuter**
Erich-Ollenhauer-Str. 87a
65187 Wiesbaden
Tel.: 06 11/8 12 05 45

**Raritäten-Gärtnerei Treml**
Eckerstraße 32
93471 Arnbruck
Tel: 0 99 45/90 51 00
www.pflanzentreml.de

**Rühlemann's Kräuter & Duftpflanzen**
Auf dem Berg 2
27367 Horstedt
Tel: 0 42 88/92 85 58
www.ruehlemanns.de

**Staudengärtnerei Dieter Gaissmayer**
Jungviehweide 3
89257 Illertissen
Tel.: 0 73 03/72 58
www.gaissmayer.de

**Syringa Duft- und Würzkräuter**
B. Dittrich, Dipl. Biol.
Bachstraße 7
78247 Hilzingen
Tel.: 0 77 39/14 52
www.syringa-pflanzen.de

## Kübelpflanzen

### Flora Mediterranea
Königsgütler 5
84072 Au/Hallertau
Tel.: 0 87 52/12 38
www.floramediterranea.de

### Flora Toskana
Schillerstr. 25
89278 Nersingen OT Strass
Tel.: 0 73 08/9 28 33-87
www.flora-toskana.de

### Südflora
Peter Klock
Stutsmoor 42
22607 Hamburg
Tel.: 040/8 99 16 98
www.südflora.de

## Obst und Gehölze

### Baumschule Horstmann GmbH & Co KG
Bergstr. 5
25582 Hohenaspe
Tel.: 0 48 92/89 93
www.baumschule-horstmann.de

### Blu-Kräuterzucht GbR
André & Anja Segler
Am Eusternbach 30
33378 Rheda-Wiedenbrück
Tel.: 0 52 48/60 90 26
www.blu-blumen.de

### Lubera GmbH
Im Vieh 8
26160 Bad Zwischenahn OT Ekern
Tel.: 0 44 03/9 84 75 90
www.lubera.com

### Gärtnerei naturwuchs
Thomas Reichelt
Bardenhorst 15
33739 Bielefeld
Tel.: 05 21/9 88 17 78
www.naturwuchs.de

### W. Kordes' Söhne Rosenschule GmbH & Co KG
Rosenstr. 54
25365 Klein Offenseth-Sparrieshoop
Tel.: 0 41 21/4 87 00
www.kordes-rosen.com

### Ruf Bioland Rosenschule
Zum Sauerbrunnen 35
61231 Bad Nauheim-Steinfurt
Tel.: 0 60 32/8 18 93
www.rosenschule-ruf.de

## Saatgut

### Arche Noah
Obere Str. 40
A-3553 Schiltern
Tel.: 00 43(0)1/86 26-0
www.arche-noah.at

### Bingenheimer Saatgut AG
Kronstr. 24
61209 Echzell-Bingenheim
Tel.: 0 60 35/18 99-0
www.bingenheimersaatgut.de

### Blauetikett Bornträger
67591 Offstein
Tel.: 0 62 43/90 53 26
www.blauetikett.de

### Dreschflegel GbR
In der Aue 31
37213 Witzenhausen
Tel.: 0 55 42/50 27 44
www.dreschflegel-saatgut.de

### HILD Samen GmbH
Kirchenweinbergstr. 115
71672 Marbach am Neckar
Tel.: 0 71 44/84 73-11
www.hildsamen.de

### Sperli GmbH
Freckenhorster Str. 32
48351 Everswinkel
Tel.: 0 26 61/9 40 52 83
www.sperli-shop.de

# Stichwortverzeichnis

## Bildnachweis

123451 – shutterstock.com: 71; Anastasiia Malinich – shutterstock.com: 11; Antonio Gravante – shutterstock.com: 10; Atoss – fotolia.com: 26; Christian Jung – fotolia.com: 12, 88; dmykhailov – shutterstock.com: 40; Elena Schweitzer – shutterstock.com: 80; Evgenia Bolyukh – shutterstock.com: 69; Flora Press/BIOSPHOTO/Catherine Fruhinsholz: 68; Flora Press/BIOSPHOTO/Gilles Le Scanff & Joëlle-Caroline Mayer: 86; Flora Press/Botanical Images/BJORN SVENSSON: 64; Flora Press/GWI: 28l; Flora Press/Helga Noack: 62; Flora Press/Nova Photo Graphik: 5r, 48, 72; Flora Press/Otmar Diez: 51, 52, 55; Flora Press/Visions: 66, 82; images72 – shutterstock.com: 74/75; Iryna Denysova – shutterstock.com: 8/9; JoannaTkaczuk – shutterstock.com: 1, 34; Kati Molin – shutterstock.com: 37; Mariemily Photos – shutterstock.com: 2/3; marilyn barbone – shutterstock.com: 6; Mauritius images/Garden World Images: 22, 58, 78; Mauritius images/ImageBROKER/Christian Hütter: 38; Mauritius images/ImageBROKER/Gabriele Hanke: 42l; Mauritius images/ImageBROKER/Martin Siepmann: 4l, 18; Mauritius images/Mark Bretherton/Alamy: 30; Mauritius images/PIFood/Alamy: 84; Mauritius images/Tim Graham/Alamy: 32; Pavels Rumme – shutterstock.com: 46/47; Rebecaz – shutterstock.com: 5l, 76u; Sherjaca – shutterstock.com: 76o; Steve Holderfield – shutterstock.com: 44; StockFood / Bischof, Harry: 42r, 54; StockFood / Erricson, Colin: 60; StockFood / Garlick, Ian: 16; StockFood / Hoersch, Julia: 20; StockFood / PhotoCuisine / Viel, Pierre Louis: 70; StockFood / Pugliese, Linda: 4r, 24; Strauß: 50; Tatiana Volgutova – shutterstock.com: 14; TGTGTG – shutterstock.com: 28r; wk1003mike – shutterstock.com: 56

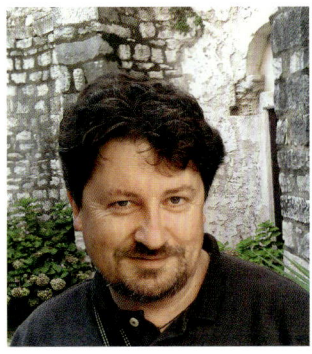

## Über den Autor

**Wolfgang Funke** studierte an der Universität Freiburg Biologie und war danach als Lektor für mehrere Verlagshäuser tätig. Heute arbeitet er als freier Autor und Journalist. Sein besonderes Interesse gilt den Themen Ernährung, Selbstversorgung und Permakultur. Seit über 20 Jahren beschäftigt er sich dazu mit Wildpflanzen in der Ernährung und mit der ganzheitlichen Wirkung von Heilpflanzen.

# Impressum

**Bibliografische Information der Deutschen Nationalbibliothek**

Die Deutsche Nationalbibliothek verzeichnet diese Publikation in der Deutschen Nationalbibliografie; detaillierte bibliografische Daten sind im Internet über http://dnb.d-nb.de abrufbar.

BLV Buchverlag
GmbH & Co. KG

80636 München

© 2016 BLV Buchverlag GmbH & Co. KG, München

Umschlagkonzeption und Gestaltung:
BLV Buchverlag
Umschlagfotos: Arco Images/imageBROKER (vorne), Iryna Denysova – shutterstock.com (hinten links), Pavels Rumme – shutterstock.com (hinten rechts)

Projektleitung: Rita Meixner
Lektorat: Judith Starck
Herstellung: Hermann Maxant

Layoutkonzept Innenteil: griesbeckdesign, Dorothee Griesbeck, München
DTP: Uhl+Massopust, Aalen

Gedruckt auf chlorfrei gebleichtem Papier

Printed in Germany
ISBN 978-3-8354-1531-7

# BLV im WEB

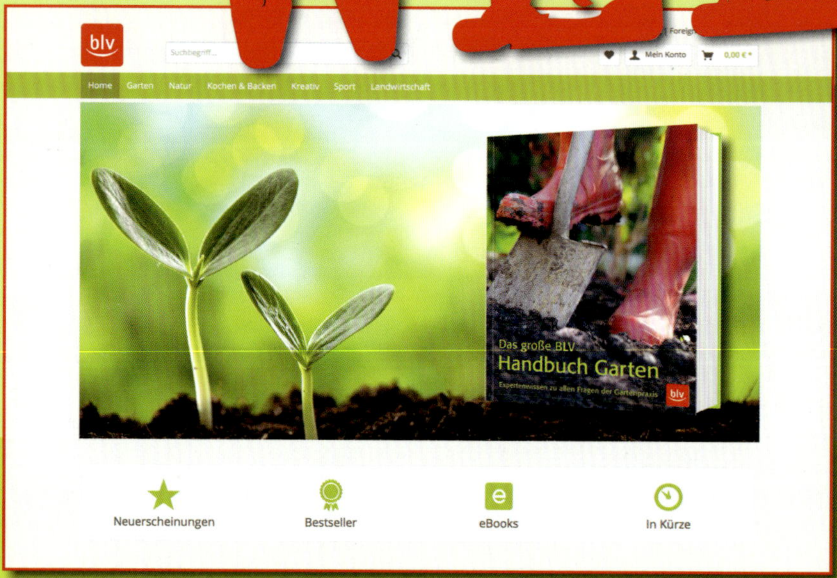